# 耳鼻喉常见疾病的中医预防调养

主　编　毛得宏　何中美
副主编　谢　慧　张　锋　李玲珑

中医古籍出版社
Publishing House of Ancient Chinese Medical Books

图书在版编目（CIP）数据

耳鼻喉常见疾病的中医预防调养 / 毛得宏，何中美主编 .—北京：中医古籍出版社，2021.3

ISBN 978-7-5152-1967-7

Ⅰ . ①耳…　Ⅱ . ①毛… ②何…　Ⅲ . ①耳鼻咽喉病—中医疗法　Ⅳ . ① R276.1

中国版本图书馆 CIP 数据核字（2021）第 019171 号

耳鼻喉常见疾病的中医预防调养

主　编　毛得宏　何中美

副主编　谢　慧　张　锋　李玲珑

---

责任编辑　刘　婷

封面设计　韩博玥

出版发行　中医古籍出版社

社　　址　北京东直门内南小街 16 号（100700）

电　　话　010-64089446（总编室）010-64002949（发行部）

网　　址　www.zhongyiguji.com.cn

印　　刷　廊坊市鸿煊印刷有限公司

开　　本　710mm×1000mm　1/16

印　　张　11.5

字　　数　130 千字

版　　次　2021 年 3 月第 1 版　2021 年 3 月第 1 次印刷

书　　号　ISBN 978-7-5152-1967-7

定　　价　48.00 元

# 编 委 会

# 主编简介

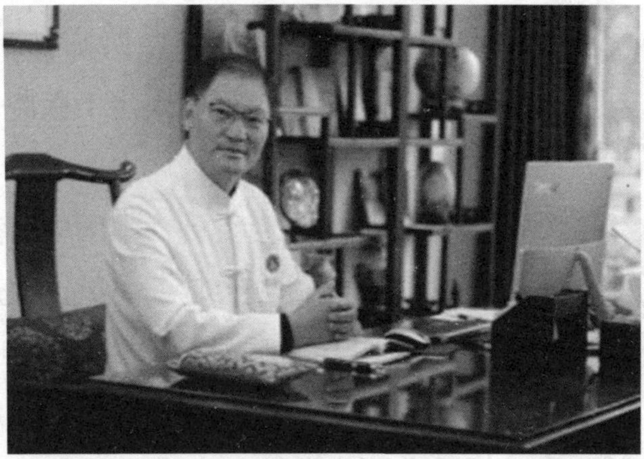

毛得宏，主任中医师 / 教授（二级岗），博士生导师，全国先进工作者，国务院特殊津贴专家，重庆英才·创新创业领军人才，全国五一劳动奖章获得者，重庆市中医五官科学术技术带头人，重庆市名中医，全国基层名老中医药专家传承工作室建设项目专家，国家中医药管理局等级医院评审专家，重庆市人事局高级职称评审委员会委员，中华中医药学会理事，中华中医药学会耳鼻喉分会副主任委员，中国中药协会耳鼻咽喉药物研究委员会副主任委员，中国中医药信息研究会耳鼻喉分会副主任委员，中国中药协会耳鼻咽喉药物研究专业委员会副主任委员，世界中医药学会联合会耳鼻喉口腔科专业委员会常务理事，重庆市中医药学会副会长，重庆医院协会中医院管理分会主任委员，重庆市中医药学会眼耳鼻喉科专委会主任委员等。

# 主编简介

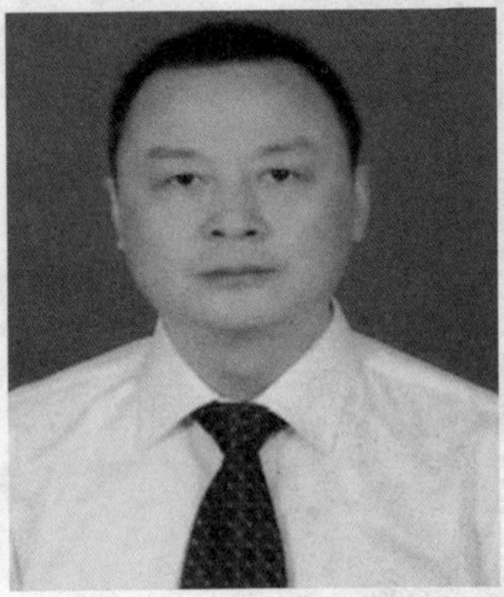

何中美，主任中医师，硕士生导师，重庆医科大学附属永川中医院耳鼻喉科主任，重庆市永川区名中医，中华中医药学会耳鼻喉分会委员，中国中医药信息研究会耳鼻喉科分会常务委员，重庆市中医药学会眼耳鼻喉科专业委员会副主任委员，重庆市永川区医疗事故鉴定组成员。何中美主任擅长内窥镜微创手术治疗慢性鼻窦炎及鼻部、喉部肿瘤切除等，擅长运用中医药治疗耳鼻喉科各种疾病。

# 前　言

养生学是中华民族特有的科学，在人类的生存发展中起着独特的作用,《黄帝内经》中提出“法于阴阳，和于术数，食饮有节，起居有常，不妄作劳”的养生基本思路，晋代葛洪提出“养生以不伤为本，积伤至尽则早亡”的观点。唐代孙思邈提出：“动以养身，静以养心。”当代中医耳鼻喉科学，将中医养生学细化、创新、总结并发展成为耳鼻喉科特有的预防调养方法。

多年来，国内外养生术种类多、内容杂，没有专门针对耳鼻喉疾病系统的预防调养方法。耳鼻喉疾病是人类常见病、多发病，部分疾病治疗效果并不理想，这种临床现象要求人们转换思路重新认识疾病。由于现代人们的生活方式、节奏以及生存环境的改变，导致耳鼻喉疾病发病逐渐增多，且迁延不愈。为减少耳鼻喉发病率，提高人们的生活质量，改善人们不良的生活习惯，作者在多年的临床实践中，以中医理论为指导，充分认识了耳鼻喉独特的生理特点，其“鼻者，肺之外候藩篱，居阳中之阳位，行呼吸，主香嗅，司清化，宜宣通恶浊滞，喜清阳勿极嗅，御邪之要冲，预防之关键也。耳者，心肾之共窍，宗脉之所聚，居阳中之少阳，司听觉，主平衡，宜通纳，恶阻滞，喜精纯勿极听，[1]清阳

[1] 马烈光，蒋力生.中医养生学［M］.北京：中国中医药出版社，2016：226.

充，浊气降，预防之要也。咽喉者，人体之要冲（气血阴阳之要塞），气息水谷之道也，音声之枢也，司吞咽，主言语，宜通润恶痹燥，喜调和勿极言，气机升降调达，预防之要也”。同时提倡，人体是一个有机的整体，耳、鼻、咽、喉虽位居人体头颈部，为外在的独立官窍，但通过经络的沟通与内在的五脏六腑发生着密切的联系。另外，耳、鼻、咽、喉具有孔小洞深的特点，必借助于特殊的仪器才能被观察，这一切决定了中医耳鼻咽喉科学既具有中医学的共同特点，又是有自己的专科特点。它以中医整体观为指导思想，以脏腑经络学说为理论基础，吸取了现代先进的诊疗技术与方法，重视局部与整体的有机联系，强调辨病与辨证相结合、整体辨证与局部辨证相结合、内治与外治相结合、治疗与调摄相结合。[1] 本着收集整合、优化创新耳鼻喉学科独有的预防调养的初心，作者组织了长期从事临床一线的医务工作者，参阅了大量书籍，并结合临床经验，撰写了本书。

本书主要介绍了中医耳鼻喉科临床常见疾病及预防与调养方法。其中，常见疾病中主要介绍了疾病的病因病机、诊断及鉴别；预防调养方法。另主要介绍了各种养生方式、临床建议及应急措施。内容以实用为目的，意在帮助读者了解相关知识，并应用于生活。

由于作者水平有限，时间仓促，不足之处在所难免，望广大读者和同道不吝赐教，以不断充实、完善。

作者

2019 年 12 月

---

[1] 毛得宏，刘晓霞 . 耳鼻咽喉科疾病的临床治疗原则［J］. 中医杂志，2017，58（21）：1873–1875.

# 目　录

## 耳的预防调养



## 鼻的预防调养

## 喉的预防调养

# 耳的预防调养

# 耵耳

耵耳是指因耵聍阻塞外耳道所致的以耳内闷塞或听力减退等为主要表现的耳病。

耵聍俗称耳垢、耳屎，多可自行排出。耵聍分泌过多或排出受阻，耵聍凝结，阻塞耳道，则发展成耵耳。

西医学的耵聍栓塞可参考本病辨证施治。

## 【病因病机】

正常情况下，耵聍可随咀嚼、哈欠、讲话、摆头等自行排出，若因风热湿邪外犯耳窍，与耵聍抟结，凝结成块，阻塞外耳道。亦有因耳道狭窄、畸形、瘢痕、肿物、异物等影响耵聍排出，而致耵聍堆积，阻塞外耳道。

《黄帝内经》中已有“耵耳”的记载，《灵枢·厥病》云：“若有干耵聍，耳无闻也。”而“耵耳”一名则首见于《仁斋直指方·卷二十一》云：“人耳间有津液，轻则不能为害，若风热抟之……亦令暴聋，谓之耵耳。”

【诊断鉴别】

1. 诊断要点：①病史：可有耵耳反复发作史，或游泳、洗浴等外耳道进水等病史。②症状：耵聍少者多无症状；耵聍较大堵塞外耳道时，可有胀闷闭塞感，或听力减退；耵聍压迫鼓膜时可引起耳鸣、眩晕。③检查：外耳道可见黄褐色或棕黑色块状物堵塞。

2. 鉴别诊断：本病诊断明确，无须鉴别。

【预防调养要点】

（1）正常情况下，耵聍可随咀嚼、哈欠、讲话、摆头等自行排出，切勿频繁挖耳，以免损伤外耳道皮肤或者诱发局部炎症。

（2）戒除不良挖耳习惯，以免将耵聍推向外耳道深部或损伤外耳道皮肤及鼓膜。

（3）避免交叉使用同一掏耳工具，以免引起交叉感染。

（4）有鼓膜穿孔或脓耳病史者，忌冲洗外耳道耵聍。

（5）在多粉尘、灰尘的环境中应防护外耳道，避免过多粉尘进入外耳道。

（6）油耳或者耵聍腺异常分泌者定期及时清理，以防引起局部炎症或影响正常听力。

（7）自行掏耳或者帮助他人掏耳时应注意周围环境安全，切勿在周围有人走动或者在车上、船上等场合掏耳，以防损伤外耳道皮肤及鼓膜等。

（8）对于耵聍坚硬不易取出者，应使用油剂或者小苏打水浸泡耵聍，使耵聍发胀后再行取出，或者于专科进一步处理，切勿使用蛮力。

【注意事项】

（1）家属应定期检查小儿外耳道耵聍情况，必要时去医院进一步处理。

（2）对于短时间内外耳道堵满“耵聍”，应到耳鼻喉科进一步检查，排除霉菌性外耳道炎。

（3）谨防处理耵聍时损伤外耳道皮肤，避免引起耳疮。

【临床常用中医预防调养法】

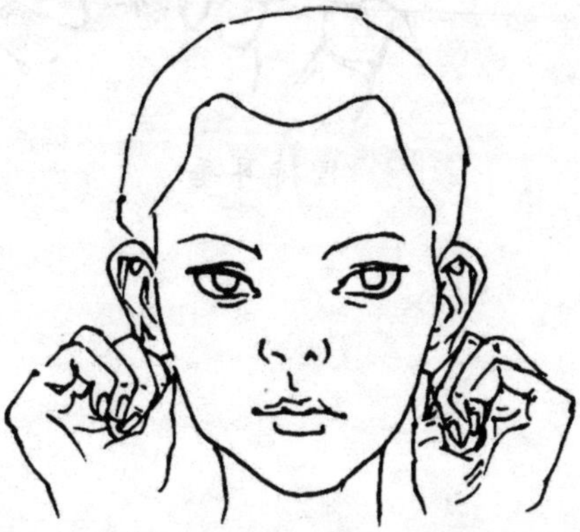

营治城郭法

**1. 鸣天鼓法**[1]：两手掌心紧按双侧外耳道口，两手的食指、中指和无名指分别轻轻敲击枕部，共 60 下。然后掌心掩按外耳道口，手指紧按枕部不动而后突然抬离，耳中即可闻及炮样声响，如此反复操作 9 次。

**按**：本法有调补肾元、强本固肾的功效，适用于耳鸣、耳聋等耳部疾患。

**2. 营治城郭法**[2]：以两手按耳轮，一上一下按摩，每次 15 分钟左右。

**按**：本法有活血疏络、聪耳通窍的功效，适用于耳鸣、耳聋疾病。

**3. 鼓膜按摩法**[3]：用中指尖插入外耳道口，轻轻按压，一按一放，待外耳道的空气排除后即突然拔出，如此反复多次。

[1][2][3] 张锋，何中美，李玲珑，等 . 耳鸣耳聋中医预防调养探讨［J］. 实用中医药杂志，2019，35（02）：243-244.

**按**：本法有通窍、聪耳的功效，可用于绝大部分影响听力的耳病。

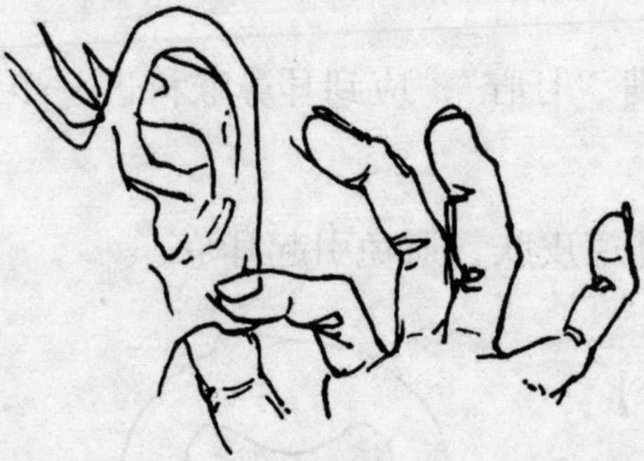

捏持耳垂

**4. 捏持耳垂**：用食指、拇指捏持提拉耳垂。反复搓揉并向下牵拉，带动整个耳郭向下延伸，力量适中，早、中、晚各36次。

**按**：本法有祛风、通窍、益肾的功效。适用于耳部保健养生以及疾病恢复。

# 异物入耳

异物入耳也指外来物体进入外耳道引起的疾病。其多见于小儿误将细小之物塞入耳内，搁置较久发病而来就诊。外来物体包括了一切可进入外耳道的动植物及非生物类异物。治疗以外治为主、应根据异物的性质、形态、大小、位置而采取相应的取出方法。

西医学称为外耳道异物可参照本病辨证施治

## 【病因病机】

（1）本病的发生，多有人为因素，亦有外界因素。常见异物有3类：①动物类异物包括蚊、蝇、蟑螂、飞蛾、蚂蚁、水蛭、蛆等可能进入外耳道的小动物，多在夜间睡觉等情况下进入耳内，在外耳道爬行、骚动而致病。②植物类异物包括谷类、豆类、小果核等，小儿误将异物塞入耳中，这类异物遇水体积膨胀，可阻塞外耳道。③非生物类异物包括小石块、沙粒、铁屑、木屑、小玻璃球、断棉签、树枝、火柴棒、纸团、珠子、玩具等，多见于小儿玩耍时将异物塞入，可损伤外耳道皮肤，若为较大异物压迫耳道，使局部皮肤受损或脉络不通而致病。

（2）异物进入外耳道有以下几种情况：①自行塞入多见于小儿，因好奇误将细小的玩具、纸团、棒状物、豆类等塞入外耳道。②昆虫误入多见于睡眠及野外露营时。③在农业、矿业、工业生产时，谷粒、矿渣、铁屑飞入外耳道。④颌面部创伤时，异物经伤口进入外耳道。

## 【诊断鉴别】

**1. 诊断要点：**①病史：有异物入耳史。②症状：可有耳内瘙痒、耳痛、耳鸣、听力下降、眩晕、反射性咳嗽等，轻者可无明显症状。③检查：外耳道有异物存在，即可做出明确诊断。

**2. 鉴别诊断：**本病诊断明确，无须鉴别。

## 【预防调养要点】

（1）家长应加强对小儿的看护，教育小孩不要将物体放入外耳道内。

（2）家长应保持对小儿外耳道异物的警惕性，若发现听力下降、耳痛等症状，要及时到医院诊治，明确外耳道是否有异物，以免贻误病情。

（3）睡眠时及野外露营时注意防护，避免昆虫及异物入外耳道。

（4）发现异物进入外耳道后，患者及家属不要慌张，嘱患者切勿慌张哭闹，以免异物进入外耳道深处。

（5）切忌自行取出外耳道异物，以免坚硬锐利的异物损伤外耳道皮肤，或误将异物推入外耳道更深处，须立即于医院就诊。

【注意事项】

（1）对于动物类异物，虫体进入耳道应先用药水或者水浸满外耳道，淹死昆虫；切勿盲目取出，以免引起昆虫躁动，损伤外耳道或鼓膜。

（2）若患者取异物时因恐惧、哭闹、烦躁不配合，必要时可在全麻下行异物取出术。

（3）如异物滞留较久，因异物大小、滞留部位等不同可导致不同的并发症。若异物较大，可损伤外耳道皮肤，严重者可导致鼓膜穿孔，引起听力下降。

# 耳　疖

耳疖是指风热邪毒侵袭或肝胆火热上蒸，上犯耳窍，致使耳窍热毒壅盛，以外耳道皮肤局限性红肿疼痛为主要特征的耳病。

西医学外耳道疖肿可参考本病进行辨证施治。

## 【病因病机】

风热邪毒侵袭多因挖耳损伤局部皮肤，致风热邪毒乘机侵犯，壅塞耳窍而发病；肝胆火热上蒸热毒壅盛，引动肝胆火热上攻，内外邪热，蒸灼耳窍，致耳道红肿、疼痛。

耳疖在古代医籍中有“耳疔”“黑疔”等别称。如《外科证治全书·卷二》谓：“生耳窍暗藏之处，色黑，形如椒目，疼如锥刺，引及腮脑，破流血水。”

## 【诊断鉴别】

1. 诊断要点：①病史：多有挖耳史。②症状：耳痛剧烈，张口、咀嚼时痛增；当疖肿堵塞耳道时，听力可减退，全身可有发热、恶寒、头痛等，疖肿溃破后，症状迅即减轻。③检查：按压耳屏或牵拉耳郭时耳痛加重，外耳道局限性红肿或顶部有黄白脓点，溃后可有少许脓血，肿甚者可堵塞外耳道。④其他：严重者外周血白细胞计数及分类检查可见白细胞总数及中性粒细胞计数升高。

2. **鉴别诊断**：本病主要应与实证脓耳鉴别。

耳疖与实证脓耳鉴别表

| | 耳疖 | 实证脓耳 |
|---|---|---|
| 症状特点 | 外耳道皮肤局限性红肿疼痛 | 耳痛，流脓，听力下降，鼓膜穿孔流脓后耳痛及全身症状会减轻 |
| 检查 | 按压耳屏或牵拉耳郭时耳痛加重，外耳道局限性红肿或顶部有黄白脓点，溃后可有少许脓血，肿甚者可堵塞外耳道 | 牵拉耳郭、按压耳屏疼痛不加重；鼓膜充血穿孔 |

## 【预防调养要点】

（1）注意耳部卫生，戒除挖耳习惯。

（2）及时治疗脓耳等耳部疾病，以免脓液等长期浸渍耳道引发本病。

（3）避免污水进耳。

（4）保持外耳道清洁，如疖肿成脓溃破，应及时清除脓液。

（5）早期禁挑刺、灸法、切开引流及挤压，以免脓毒扩散。

（6）患病期间，宜清淡饮食，忌食辛辣燥热之品。

（7）如疖肿反复发作，要注意寻找诱因，如糖尿病等全身基础性疾病。

（8）如疖肿未溃破，睡眠时患耳应向上，避免局部受压，以免增加患者痛苦；如疖肿成脓溃破，睡眠时患耳应在下侧，以利脓液排出。

（9）患此病者多为肝胆火热证，有发病初起症状或已发病者应以清泻肝胆之热为防治调养要则。

（10）本病多因局部感染，再搔抓揉搓引起皮肤屏障破坏发为本病，因此平素应注意保持局部清洁。

## 【注意事项】

（1）本病长期反复发作者，须警惕是否患有糖尿病或其他基础性疾病导致本病迁延不愈。

（2）若治疗不当，可致脓耳等耳部疾病。

## 【临床常用中医预防调养法】

**体针**：患病早期，取手阳明经穴、手太阴经穴为主，如合谷、内关、少商、商阳、曲池等穴，针用泻法或用三棱针点刺出血。

**按**：合谷穴为手阳明经经穴，针刺泻法或三棱针放血可泻阳明经热，合谷穴也有解表退热之效，是针对耳疖病因的不二选择；商阳穴为阳明经井穴，曲池穴为阳明经合穴，配合合谷穴泻热力量强；肺与大肠相表里，少商穴可泻肺经实热，配合阳明经穴，可以加强治疗力度。

# 耳　疮

耳疮多因风热湿邪或肝胆湿热循经上犯耳窍，与血气相搏，致外耳道弥漫性红肿、疼痛为主要特征的疾病。

西医学的外耳道炎可参考本病进行辨证施治。

## 【病因病机】

风热湿邪上犯外耳道，皮肤受损，或污水入耳，或因脓耳之脓液浸渍，湿郁化热，风热湿邪犯耳，与气血相搏，致生耳疮。肝胆湿热上攻，情志不舒，郁而化火，肝胆火热，循经上犯耳，蒸灼耳道，壅遏经脉，逆于皮肤而生耳疮。血虚生风化燥久病不愈，阴血耗伤，耳窍皮肤失于濡养，血虚生风化燥而致病。

耳疮一名首见于《诸病源候论·卷二十九》："足少阴为肾之经，其气通于耳。其经虚，风热乘之，随脉入于耳，与血气相搏，故耳生疮。"

## 【诊断鉴别】

**1. 诊断要点：**①病史：多有挖耳、污水入耳或耳流脓史。②症状：耳内灼热疼痛，或耳道有少量渗液，或耳内发痒不适。③检查：耳屏压痛，耳郭牵拉痛，外耳道弥漫性红肿。

2. 鉴别诊断：本病主要应与旋耳疮鉴别。

耳疮与旋耳疮鉴别表

| | 耳疮 | 旋耳疮 |
|---|---|---|
| 病史 | 可有挖耳、污水入耳或耳流脓水病史 | 可有耳道流脓或污水入耳史，或过敏性物质刺激史 |
| 症状特点 | 耳内灼热疼痛 | 耳郭或耳周皮肤瘙痒、灼热、渗液等 |
| 检查 | 外耳道弥漫性充血、红肿、耳屏压痛、耳郭牵拉痛 | 外耳道、耳郭或耳周皮肤潮红、水泡、糜烂、渗液、干后结痂，或见外耳皮肤粗糙、脱屑、结痂、皲裂、增厚、表面粗糙不平，甚则外耳道狭窄 |

## 【预防调养要点】

（1）注意耳部卫生，戒除挖耳习惯。

（2）及时治疗脓耳等耳部疾病，以免脓液等长期浸渍耳道引发本病。

（3）避免污水进耳。

（4）患病期间，宜清淡饮食，忌食辛辣燥热之品。

（5）如反复发作，要注意寻找全身性诱因，如糖尿病。

（6）睡眠时应患耳向上，避免局部受压，以免增加患者痛苦。

（7）本病多由于局部感染，再搔抓揉搓引起皮肤屏障破坏发为本病，因此平素应注意保持耳部清洁。

**【注意事项】**

（1）本病长期反复发作者，须警惕是否患有糖尿病或其他基础性疾病。

（2）治疗及时，一般预后良好。

（3）若治疗不当，可导致局部感染。

**【临床常用中医预防调养法】**

**体针：**患病早期，取手阳明经穴、手太阴肺经为主，如合谷、内关、少商、商阳、曲池等穴，针用泻法或用三棱针点刺出血。

**按：**合谷穴为手阳明经经穴，能泻热止痛、解表，针刺泻法或三棱针放血可泻阳明经热，是针对耳疮病因的不二选择；商阳穴为阳明经井穴，曲池穴为阳明经合穴，配合合谷穴泻热效果佳；肺与大肠相表里，少商穴可泻肺经实热，配合阳明经穴，可以加强治疗力度。

# 断耳疮

断耳疮是邪毒火热上犯耳窍与气血相搏致使耳郭红肿热痛，继而成脓溃烂，甚至软骨坏死，耳郭缺损、畸形的一种耳部疾病。

西医学化脓性耳郭软骨膜炎可参考本病辨证施治。

## 【病因病机】

本病多由局部损伤感染邪毒（外伤、烧伤、冻伤、手术伤、耳郭痰包穿刺抽液或耳针治疗等）与气血相搏、导致肝胆火热炽盛，循经上灼耳窍，即风湿搏于血气所生。

其病名首见于隋代巢元方《诸病源候论·卷三十五》"断耳疮，生于耳边，久不瘥，耳乃取断……此疮亦是风湿搏血气所生。以其断耳，因以为名也"。明代王肯堂《证治准绳·疡医·耳部》中有"耳发""耳轮生疽""耳发疽"等称谓，并有对其证候进行了描述。

## 【诊断鉴别】

**1. 诊断要点：**①病史：多有耳郭损伤、手术、穿刺或针刺等病史。②症状：初起耳郭红肿热痛，进而呈波动性跳痛，成脓后甚至耳郭溃烂溶蚀、软骨坏死。全身可有发热，头痛等。③检查：耳郭红肿、拒按，成脓后按之有波动感，继而溃破流脓，甚至软骨坏死，最终可造成耳郭缺损、变形。另可有耳旁淋巴结肿痛，外周血白细胞计数升高等。

**2. 鉴别诊断：**本病应与耳郭痰包鉴别。

**耳郭痰包与断耳疮鉴别表**

| | 耳郭痰包 | 断耳疮 |
|---|---|---|
| 病史 | 耳郭可有外伤或机械性刺激史 | 多有耳郭外伤史 |
| 症状特点 | ①发病迅速，以局部隆起，皮色不变，按之柔软，不红不痛，穿刺可抽出淡黄色液体<br>②无全身症状 | ①发病渐起，耳郭红赤肿胀，灼热疼痛剧烈，有脓液溢渗，耳郭软骨逐渐坏死、腐烂，可造成缺损或变形<br>②可有发热等全身症状 |
| 检查 | 皮色不变，按之柔软 | 耳郭红赤肿胀，有脓液渗出 |

## 【预防调养要点】

（1）注意预防各类耳部损伤。

（2）及时治疗耳部及耳周围病变，以防引发本病。

（3）患病后，饮食宜清淡，忌吃辛辣温燥食物，以防加重病情。

（4）患病后，需足量、足疗程治疗，避免病情反复发作，迁延难愈。

（5）患病后，保持耳部整洁，必要时剪去耳郭周围毛发，按时换药。

（6）睡眠时患耳应向上，以防患耳受压。

（7）痊愈后，耳郭畸形者可做整容修复。

【注意事项】

（1）断耳疮患者在治疗过程中应注意生活环境的相对整洁，避免接触粉尘、家禽等。

（2）经及时正确治疗可痊愈。若治疗不当或失治，可致耳郭畸形，缺损。

【临床常用中医预防调养法】

**体针**：患病早期，取手阳明经穴为主，如合谷、商阳、曲池等穴，针用泻法或用三棱针点刺出血。

**按**：合谷穴为手阳明经经穴，可解热散结，针刺泻法或三棱针放血可远治断耳疮热毒，合谷穴也有解表退热之效；商阳穴为阳明经井穴，曲池穴为阳明经合穴，配合合谷穴增加泻热力量；肺与大肠相表里，少商穴可泻肺经实热，配合阳明经穴，可以加强治疗力度。

# 旋 耳 疮

旋耳疮指由于风热湿邪侵袭或血虚生风化燥所引起的外耳道或旋绕耳周发生的湿疮。耳窍或耳周瘙痒、局部潮红、灼热、水疱、糜烂、渗液、结痂或脱屑、皲裂为主要临床表现。

本病有急性发作与慢性迁延之分。一般急性发作者的病程，为数天至三周。慢性迁延者缠绵反复，持续日久。重者可致病变区皮肤增厚，肤色改变，使外耳道狭窄，并可引起传导性听力下降。

旋耳疮是耳科一常见病，多发病，一年四季均可发病，夏季为高发期，好发于小儿，南方较北方多见。

西医学的外耳湿疹可参考本病辨证施治。西医学认为其病因和发病机制可能与变态反应、精神因素、内分泌失调、代谢障碍等有关，先天性过敏体质是发病的主要原因。

【病因病机】

本病之急性期多为风热湿邪外侵，湿热邪毒传里，引动肝胆风热，内外邪毒循经上犯，熏灼耳部肌肤流黄水。慢性期多为血虚生风化燥所致，脾为气血生化之源，脾气虚弱，则津血亏虚；

更有渗液淋沥不干，津愈枯而血更虚。血虚生风，风盛化燥，则耳部肌肤失于滋养，皮肤出现粗糙、皲裂、覆盖鳞屑。

本病中医又名月食疮、月蚀疮、黄水疮等。清代吴谦在《医宗金鉴·外科心法要诀》中首论“旋耳疮”一病：“旋耳疮生耳后缝，疮延上下连耳疼，状如刀裂因湿热，穿粉散搽即成功。”并在该书卷七十四中论黄水疮：“黄水疮如粟米形，起时作痒破时疼，外因风邪内湿热，黄水浸淫更复生。”认为本病内因脾胃湿热，外受风邪相搏而成。

## 【诊断鉴别】

1. **诊断要点**：①病史：可有耳道流脓或污水入耳史，或过敏性物质刺激史。②症状：外耳道、耳郭或耳周皮肤痒、灼热、渗液、脱屑等。③检查：外耳道、耳郭或耳周皮肤潮红、水疱、糜烂、渗液，干后结痂，或见外耳皮肤粗糙、结痂、脱屑、皲裂、增厚，表面粗糙不平，甚则外耳道狭窄。

2. **鉴别诊断**：本病主要与耳疮、耳带状疱疹相鉴别。

**耳疮与旋耳疮鉴别表**

| | 耳疮 | 旋耳疮 |
|---|---|---|
| 病史 | 可有挖耳、污水入耳或耳流脓水病史 | 可有耳道流脓或污水入耳史，或过敏性物质刺激史 |
| 症状特点 | 耳内灼热疼痛 | 耳郭或耳周皮肤瘙痒、灼热、渗液等 |

续表

| | 耳疮 | 旋耳疮 |
| --- | --- | --- |
| 检查 | 外耳道弥漫性充血、红肿、耳屏压痛、耳郭牵拉痛 | 外耳道、耳郭或耳周皮肤潮红、水泡、糜烂、渗液、干后结痂，或见外耳皮肤粗糙、脱屑、结痂、皲裂、增厚、表面粗糙不平，甚则外耳道狭窄 |

【预防调养要点】

（1）保持耳部卫生。凡有化脓性中耳炎、耳疖肿、婴儿湿疹者更应格外注意局部的干净与干燥，保持耳及其周围清洁，注意不要挖耳。

（2）积极治疗耳部其他疾病、争取彻底治愈，避免脓液浸渍外耳道肌肤。

（3）避免接触可能诱发本病的物体，如毛织品、鱼虾、牛奶、寄生虫病灶感染等变应原，避免长期处于潮湿、高温的环境中。

（4）既病之后，忌水洗，应避免任何局部刺激，凡因血虚而致患处枯槁者，宜用油膏类药物，使之滋润，但应避免不良的局部刺激，忌用肥皂水洗涤患处。

（5）按时更换外用药，按时进服内服药。

（6）痒时忌搔抓，患病期间，忌酒类、辛辣食品、腥物、淡水产品、海鲜。因辛辣、煎炒食物较为辛香燥，鱼虾食品性腥重浊，易致风热湿邪集聚，不利于此病的痊愈。

（7）患此病者多为脾虚体质，发病初期以健脾祛湿为防治调养要则；慢性期应以补脾养血为防治调养要则。

【注意事项】

（1）小儿患者反复发作者，须辨明患儿是否脾胃湿热、食积生热导致疾病迁延不愈。

（2）本病为临床常见病，中医药防治具有一定的优势，尤其对于局部皮肤糜烂、渗液、结痂长期不愈，或皮肤增厚、皲裂、脱屑者，辨证运用中药内治配合适当的外治法常能取得较好的疗效，值得重视。

（3）治疗本病须重视整体情况，若长期流脓刺激皮肤，不解决脓液的问题而单纯治疗旋耳疮则难以收效，即使暂时好转也容易复发，因此必须同时治疗耳部流脓的疾病。

【临床常用中医预防调养法】

**1. 脾虚受湿功：**①立正，双腿自然放宽，气沉丹田。②双手微曲，掌心朝上。③左手自身前成竖掌向上高举，继而翻掌上撑，指尖向右，同时右掌心向下按，指尖朝前。④左手俯掌在身前下落，同时引气血下行，全身随之放松，恢复自然站立。⑤右手自身前成竖掌向上高举，继而翻掌上撑，指尖向右，同时左掌心向下按，指尖朝前。⑥右手俯掌在身前下落，同时引气血下行，全身随之放松，恢复自然站立。

**按：**脾胃为气机升降之枢纽，脾宜升则健，胃宜降则和。此法可导引脾气上升，胃气下降。通过上述动作来调节手三阴三阳经，特别是对手太阳小肠经作用更大，而脾胃功能与小肠关系极为密切。动作路线又与足阳明胃经从头到脚向下循行的路线相吻合，因此本式动作具有疏通脾胃两经气血，调理脾胃功能的作用；另一方面，可通过上托之手意想导引丹田之清气上升与天相接，通过下按之手导引丹田之浊气下降与地气相连，达到清气升，浊阴降的效果。

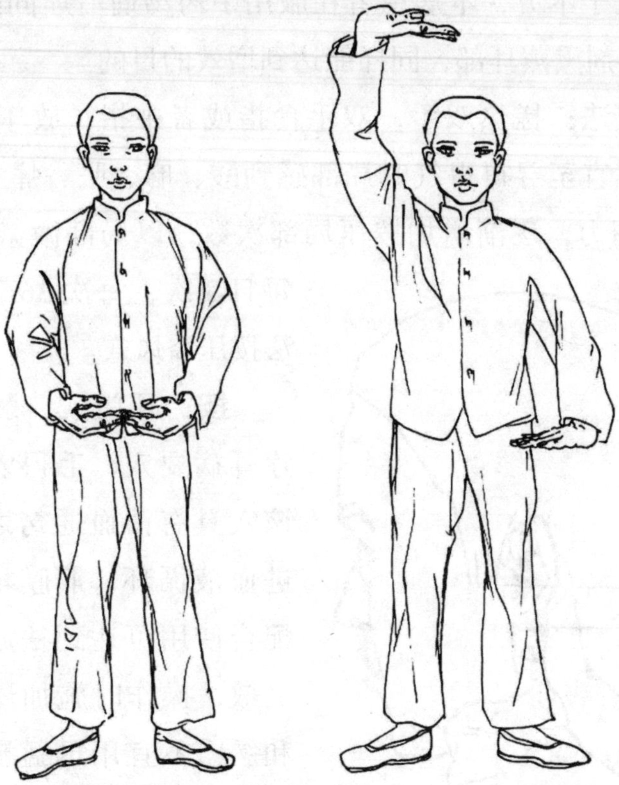

脾虚受湿功

**2. 中药熏耳**：沙参、麦冬、丹皮、赤芍、薄荷、生地、鱼腥草、石斛各10g。水煎后以蒸汽熏蒸耳部，每日3次，每次20分钟。

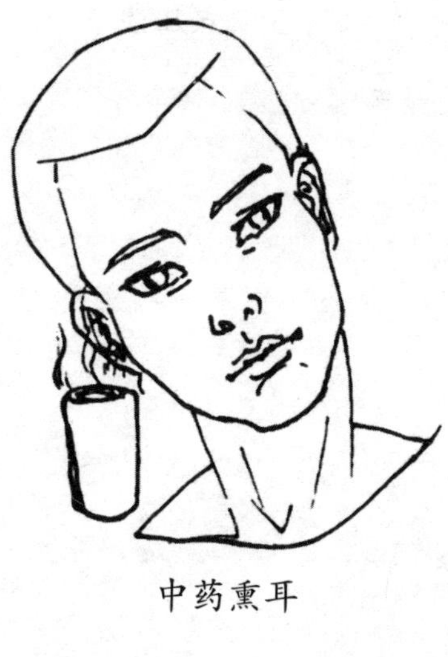

中药熏耳

**按**：本法药物采用清热凉血，滋阴润燥，佐以通窍之品。中药熏蒸能够借助蒸汽散发作用，使中药广泛的作用于耳窍黏膜；耳窍黏膜具有能够避开肠肝代谢直接吸收药物的功能，因此能通过耳窍黏膜直接吸收中药当中的成分，增强局部疗效。另中药熏蒸所使用的中药组成并不拘泥于本方，本病患者在服用中药汤剂治疗同时，可先以口服中药汤剂熏蒸耳部，同样能达到增效的目的。

3. **点压法**：搓热双手，双手食指或者中指，放于双耳门处，徐徐循按，直至寻得得气时局部感到酸、麻、胀、痛等感觉，再由轻到重用力，逐渐增加按压局部次数，以局部微微发热为度，每日 3 次，每次 36 下，再以同法按压翳风穴。

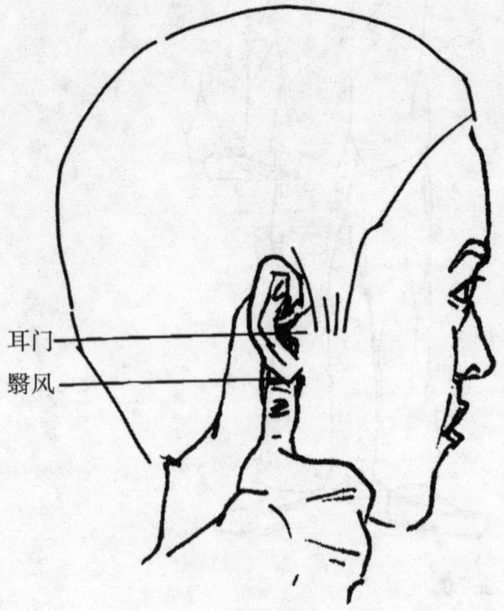

点压法

**按**：耳门穴、翳风穴为治疗耳病要穴，毛得宏教授认为该穴具有活血通窍之效，可促进血液循环，筋膜再生，两穴配合使用可达到祛瘀生新通窍之效，操作时施加压力要稳重和缓，不宜用迅猛暴力，以免造成局部皮肤破损。

# 耳瘘

耳瘘是指发生于耳前或耳后的瘘管。未染毒时一般无自觉症状，若染毒，则局部红肿疼痛，且常反复发作，经久不愈。瘘管单侧多于双侧。

西医学的先天性耳前瘘管可参考本病进行辨证施治。

## 【病因病机】

缘于母体胎中肾气不足，而致耳瘘或日久邪毒结聚，化腐成脓。

## 【诊断鉴别】

**1. 诊断要点：**①病史：本病多出生后即在耳前发现有瘘管开口。②症状：耳瘘未染毒，一般无自觉症状；若染毒，则局部红肿疼痛，且反复发作。③检查：耳瘘开口多位于耳轮脚前缘，少数位于耳甲腔、耳垂及耳郭背面。未染毒者，瘘口周围皮肤如常，挤压时可有少许白色分泌物溢出，探针可探知瘘道深度，瘘道可有分支。染毒，则见瘘口周围红肿，时有脓液自瘘口溢出。

**2. 鉴别诊断：**本病应与乳突炎鉴别。

耳疮与乳突炎鉴别表

| | 耳瘘 | 乳突炎 |
|---|---|---|
| 病史 | 多出生后即在耳前发现有瘘管开口 | 先天性耳前瘘管反复感染或有耳前局部脓肿史 |
| 症状特点 | 一般无自觉症状，染毒后，则局部红肿疼痛，多反复发作 | 乳突部皮肤肿胀、潮红，有压痛感 |
| 检查 | 有一个或两个开口耳轮脚前的管道，另一端为盲管，管道长短不一，可成分支状，长深入耳郭软骨内 | 外耳道骨部后上壁红肿、塌陷；鼓膜穿孔较小，穿孔处有脓液搏动，脓量较多；有时脓液穿破乳突外壁，在骨膜下形成脓肿 |

【预防调养要点】

（1）耳前瘘管的患者，应避免局部刺激，忌挤压。

（2）先天性耳前瘘管而无邪毒外袭者，不需治疗，注意观察瘘管变化。

（3）气血耗伤、邪毒滞留所致的耳瘘，必须尽早治疗，以防脓肿范围扩大，损伤耳郭。

（4）局部红肿疼痛者，忌吃辛辣温燥食物。

（5）患病期间，忌酒类、辛辣炙烤食品，并保持局部清洁卫生，防止感染。

（6）患病期间，剪去瘘管周围毛发，防止感染。

【临床常用中医预防调养法】

**养肾排毒功：**①两脚平行开立，与肩同宽，两掌分按脐旁。②两掌沿带脉分向后腰。③上体缓缓前倾，两膝保持挺直，同时两掌沿尾骨、大向下按摩至脚跟。沿脚外侧按摩至脚内侧。④上体展直，同时两手沿两大腿内侧按摩至脐两旁，如此反复俯仰4～8次。

**按**：本法通过两手主动上举，带动上体立起，以及两手向下摩运、直膝屈身抬头塌腰，两手按于足背等动作，主要目的在于疏通经络（通过攀足的动作，使腰部前屈后伸，可有效刺激脊柱、督脉以及命门、阳关、委中等穴，调节肾经、膀胱经、督脉的经气，起到疏通经络作用），调畅气血，活动腰关节和筋骨肌肉，使腰部经脉气血调和。

## 【预后转归】

（1）本病极易迁延成慢性，及时治疗者，预后一般良好；病程较久，短时间治疗不易取效、须坚持治疗才可痊愈。

（2）耳瘘未染毒者无碍健康，染毒后应及时治疗。失治误治，可致瘘口长期不愈。

（3）先天性耳前瘘管治疗及时，瘘管可以彻底治愈，但部分患者可能在对耳屏前留下少许瘢痕。

邪毒久留，反复发作，瘘口流脓水不断，耗伤正气，应每日清洁换药，直至创面愈合，择期手术。

# 脓耳

脓耳是指脏腑蕴热，复感外邪，湿热邪毒上犯耳窍，或脏腑虚损，耳窍失养，邪毒停聚耳窍所致，以鼓膜穿孔，耳内流脓为主要表现的耳病。脓耳是临床常见多发病，其发病无性别的区别，以 1 ～ 6 岁年龄段发病率最高，其后随年龄的增大发病率逐渐降低，40 岁以后很少发生，由于抗生素的广泛应用与卫生条件的改善，其发病有下降趋势。学龄前儿童发病率高的原因，可能与小儿较成人更容易遭受邪毒侵袭耳窍有关。

脓耳在临床上因其病因不同可分为实证与虚证两类。实证者，局部与全身症状均较重，虚证者病情缠绵反复，往往以局部表现为主，全身症状一般不明显。

西医学的急性化脓性中耳炎、慢性化脓性中耳炎皆可参考本病进行辨证施治。

## 【病因病机】

脓耳初起，多属风热表证或少阳风热证，表证失治，则很快转变为肝胆湿热或肝胆火盛之里实热证；若火热炽盛，毒攻于脑，或由肝火化风，风火上扰，可致脓耳变证；肝胆热盛，邪热耗损气津，或攻伐太过，损伤脾胃，则正气不足，余邪留恋在反复发作后，容易出现脾虚邪滞、肝肾阴虚，或阴虚火旺之证；正气不足，余邪久滞，易致复染邪毒，引起脓耳复发；正虚邪滞，湿浊邪毒久蕴耳窍，可蕴而化热，热毒互结侵蚀耳骨，热毒内攻或化火生风，上扰清窍，则致本病发作与颅内外变证；耳骨蚀损，则血不行，瘀血阻络，可引起脓耳面瘫。另外，脓耳发作之际，亦可出现风热表证、热毒壅盛，随实邪消退，正虚之本渐露，出现脾虚邪滞证或肝肾阴证。

【诊断鉴别】

**1. 诊断要点：**①病史：初发病者多有感冒史或鼓膜外伤史，虚证多有反复发作史。②症状：脓耳实证以耳内疼痛、流脓、听力下降为主要症状，可伴有发热、恶寒、头痛等。脓耳虚证以耳内流脓日久不愈、听力下降等为主症。③检查：脓耳实证可见鼓膜充血，脓成未穿孔时，鼓膜红赤外凸，继而鼓膜穿孔。脓耳虚证可见鼓膜穿孔、脓液量多，或脓液秽浊恶臭豆腐渣样。

**2. 鉴别诊断：**实证脓耳应与耳疖、大疱性鼓膜炎相鉴别。

**脓耳和耳疖、大疱性鼓膜炎鉴别表**

| | 脓耳 | 耳疖 | 大疱性鼓膜炎 |
|---|---|---|---|
| 病史 | 多有感冒史或鼓膜外伤史 | 多有挖耳史 | 多有感冒史 |
| 症状特点 | 耳痛、流脓、听力下降、鼓膜穿孔流脓后耳痛及全身症状会减轻 | 耳痛、耳疖破溃后有脓液流出 | 耳痛，大疱破溃后耳痛减轻，有血性渗液流出 |

续表

| | 脓耳 | 耳疖 | 大疱性鼓膜炎 |
|---|---|---|---|
| 检查 | 牵拉耳郭，按压耳屏疼痛不加重；鼓膜充血穿孔 | 外耳道见疖肿，牵拉耳郭，按压耳屏疼痛加重；鼓膜无充血穿孔 | 牵拉耳郭，按压耳屏疼痛不加重；鼓膜充血，后上方见大疱 |

【预防调养要点】

（1）积极预防鼻病与咽部等邻近组织疾病，避免感冒，防止外邪诱发本病。

（2）游泳、跳水时注意换气方法，避免将水呛入鼻咽部，进入咽鼓管，引起中耳炎。

（3）避免不适当的擤鼻、咽鼓管吹张术和鼻腔冲洗术。

（4）对婴幼儿应注意哺乳方法。哺乳时不应使婴儿体位平卧；哺乳后胃内空气尚未排出时（进乳后婴儿打嗝 2 ～ 3 次后，说明胃内空气已经排出），不可立即让婴儿卧睡，否则易致乳汁反流而进入咽鼓管，导致中耳炎。

（5）饮食上要少食蛋类、豆类制品及其他引发疾病的食物（如芋头、竹笋等），有些患者对于此类食物特别敏感，每逢进食这类食物则引起脓液增多或复发，其中以脾虚者对此类尤为敏感，故应避免进食。但也有些患者对此则没有明显的反应，故不必被列为忌口。

（6）陈旧性鼓膜穿孔或鼓室置管者禁止游泳，在洗澡、洗头时，应注意勿使污水入患耳。

（7）耳内流脓者应注意及时清洁干净，保持耳内脓液引流通畅，并进行局部用药治疗。如果耳内脓液引流不畅，脓积于耳，则病情难以迅速好转，甚至加重病情，引起颅内外变证，以及外耳道炎症。

（8）睡眠时患耳应在下侧，以利脓液排出。

（9）急性化脓性中耳炎多因肝胆之火炽盛、邪气循经上达耳窍而为病。肝的生理特点是喜条达而恶抑郁，所以有暴怒伤肝的说法。患病期间，应注意休息，需保持情绪稳定，心情平静，不宜因事大动肝火，致使肝火上炎，循经入耳，耳窍被肝火所灼，会见到耳内疼痛及耳鸣加重、流脓增多，不利于本病的恢复。

【注意事项】

（1）脓耳是一常见病多发病，尤多发于小儿，病后多影响听力，如果治疗不及时或不恰当可引发脓耳变证，危及生命。

（2）患急性脓耳要积极及时治疗，足疗程治疗，以免转为慢性或变生他症。

（3）脓耳病程中，应注意病情变化，以防出现颅内外变证。应注意观察体温变化，头痛、耳痛的程度与进展，耳郭周围有无红肿或肿胀，鼓膜状态，耳脓的性质、量、色泽变化以掌握病情的进退，及时处理迁延日久者，应注意嘱患者自行观察脓液的性质、量、色泽、气味变化，以及可能出现的全身相关症状。若病程中出现头痛、耳痛、眩晕、恶心呕吐等症状，均有可能是病情加重或颅内变证，应及时就医，以便医生根据病情变化及时采取相应地治疗措施。

## 【临床常用中医预防调养法】

连蒲洗耳液清洗外耳道

**操作方法：**不伴鼓膜大穿孔患者，给予连蒲洗耳液（组成：黄连：土茯苓：蒲公英 =1：2：3）冲洗外耳道。取坐位，头略偏向对侧，将耳郭向后上适当牵拉，将药液从外耳道后上壁注入，保持数分钟后头偏向患侧将药液倒出。

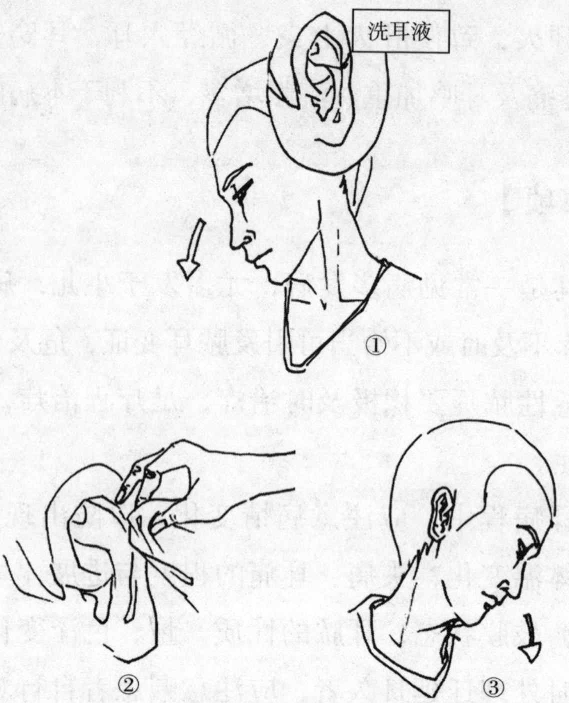

清洗外耳道

**按：**连蒲洗耳液有化脓解毒、排脓通窍的功效，能达到利湿排脓的效果，可用于湿热内蕴伴有脓液流出的耳病。

## 【预后转归】

脓耳治疗及时，措施得力，则预后好；如果失治、误治，措施不力，有可能导致严重后果，甚至危及生命。

（1）对于婴幼儿患者，应尽早积极治疗。婴幼儿患脓耳时，全身反应较重，发热时，容易出现肝风内动之证，产生危证。婴幼儿的颅骨发育尚不完善，在脓耳中耳部脓积严重时，脓液可通过中耳周围的颅骨缝隙引起颅内外并发症，另外，婴幼儿的鼓膜较厚，在患化脓性中耳炎时往往难以穿溃，导致脓积中耳，加重全身证候与局部病变，其至引起颅内外并发症，则属危重证候，故应及时行鼓膜切开。若继发急性乳突炎时，应及时行乳突切开排脓。

（2）脓耳鼓膜已经穿孔，病情趋于好转，若此时脓液引流不畅，治疗不当，可引起脓耳变证，再度出现发热、耳痛、耳内流脓突然减少、耳后或耳周肿痛等，此时应进行必要的检查，并根据病情采取相应有效的措施。

（3）骨疡型与胆脂瘤型脓耳失治，容易导致颅内外并发症，出现头痛、耳痛、耳前后肿痛、恶心呕吐、眩晕、面瘫等症。耳源性颅内外并发症，无论从中医或西医的角度均属病情复杂的重症，特别是颅内并发症，如耳源性脑脓肿、耳源性脑膜炎等，更是属于危重症，此时应及早手术治疗。

（4）单纯性脓耳预后一般较好，不会引起颅内外并发症，中医疗法效果明显，往往单纯采用清洁法及中药或中西药混合局部给药就能达到迅速干耳的效果。

（5）脓耳患者往往遗留鼓膜穿孔，出现轻度至中度耳聋，或伴耳鸣，应在积极消除局部病灶，恢复咽鼓管功能的情况下，采用必要的方法，促使鼓膜愈合，如修补鼓膜或听力重建术，以避免感染，恢复或改善听力。

# 耳胀、耳闭

耳胀、耳闭是指由于外邪侵袭或邪毒滞留所致的以耳内胀闷堵塞感、耳鸣、听力下降为主要表现的耳部疾病。耳胀、耳闭是同一疾病的不同阶段，耳胀为病之初，多为外邪引起，耳闭为病之久，为邪毒滞留所致。耳胀治疗不及时或治疗不当亦可能转变为耳闭。

耳胀、耳闭是临床常见病，是引起儿童听力下降的重要原因之一。但由于儿童对症状诉说不清，加之本病早期引起的听力下降比较轻微，所以容易被家长疏忽。儿童感冒后耳部的任何不适都应该想到患本病的可能，如果家长提供患儿近期听力下降的表现则更是一个重要的线索，鼓膜检查及声导抗检查是儿童诊断的主要依据。耳胀、耳闭双侧发病者为2/3，有调查表明，在传导性耳聋患者中10%为粘连性中耳炎造成。

耳胀者多为病之初起，以耳胀痛为主，多伴有上呼吸道感染等全身症状表现，比较容易治愈，如果治疗不及时或不得当，使得病程迁延日久，则发为耳闭，以听力下降表现为主，全身症状一般不明显。

西医学的急、慢性非化脓性中耳炎，以往亦称为分泌性中耳炎、气压损伤性中耳炎，以及粘连性中耳炎均可参考本病辨证施治。

## 【病因病机】

耳胀与耳闭，病有新旧，证有虚实，耳胀者为病之初起，多为实证，由风邪侵袭、经气闭塞而致。耳闭者为病之久者，虽为耳胀演变而来，由邪毒滞留而致，但与脾肾虚损有关，故多为虚实兼杂之证。

耳闭作为病名，在《黄帝内经》中已有提及，《灵枢·刺节真邪》有关于咽鼓管吹张法是治疗“耳闭”的最原始记载。

## 【诊断鉴别】

**1. 诊断要点**：①病史：耳胀者，多有近期感冒病史；耳闭者，有耳胀反复发作史。②症状：以耳内胀闷堵塞感、耳鸣、听力下降，自听增强为主要症状。耳胀者患耳胀闷感，有微痛不适，耳鸣时如机器声、风声，在打哈欠、喷嚏或擤鼻时稍觉好转。耳闭者，耳内有闭塞感，耳聋逐渐加重，耳鸣低调，间歇性。③检查：早期可见鼓膜轻度充血、内陷，若中耳有积液，则可在鼓膜上见到液平面。若反复发作，可见鼓膜增厚凹陷。听力检查呈传导性耳聋，反复发作者可呈混合性耳聋。声导抗检查呈 B 型或 C 型鼓室导抗图。

**2. 鉴别诊断**：本病主要与鼻咽癌相鉴别。

**耳胀、耳闭与鼻咽癌鉴别表**

| | 耳胀、耳闭 | 鼻咽癌 |
|---|---|---|
| 症状特点 | 以耳内胀闷不适或闭气阻塞感为主要症状，可伴有听力下降或低音调耳鸣 | 血涕、耳鸣、听力下降、头痛，严重者可引起视力障碍 |

续表

| | 耳胀、耳闭 | 鼻咽癌 |
|---|---|---|
| 检查 | 鼓膜有内陷，或有混浊、增厚、粘连，或有充血及鼓室积液 | 后鼻孔镜或纤维鼻咽镜检查，能全面仔细地观察鼻咽部，可行照相、录像及活检 |

【预防调养要点】

（1）因本病初起每与伤风鼻塞流涕有关，故保持鼻腔的清洁，适当使用滴鼻药物。使鼻窍通利，并能减轻咽鼓管内肿胀，尽量保证鼓室内外气压的平衡，咽鼓管通畅，对本病的治疗十分重要。

（2）要清除鼻腔内的涕液，但要有适当的方法，宜两侧鼻腔分别擤涕，忌两侧鼻腔同时擤涕、并忌粗暴用力，也可先将涕液向后吸入口咽，将其吐出。这样，可以避免将鼻涕推入耳窍，加重耳胀症状，或引起染毒，演变成脓耳之证。

（3）提高家长及教师对本病的认识以加强对儿童听力的观察，有条件的地区，对 10 岁以下儿童定期进行声导抗检测。

（4）加强体育锻炼，增强体质，积极防治感冒及鼻腔、鼻咽慢性疾病，是预防的关键。

（5）在压力变化的环境如乘坐飞机、登船、潜水等，应多做吞咽动作以调节咽鼓管的功能。

（6）患耳胀后及早彻底治疗，可有效预防耳闭的发生。

（7）伤风鼻塞，反复发作或治疗不彻底，可致该病，故应及时调治，且祛邪务尽，以免留邪滞鼻而变生本病。

（8）饮食调护 戒除烟、酒等不良嗜好，忌食冷饮和辛辣肥腻的食物，以免发生肺气虚损和脾胃积滞。不要滥用补品，忌食发物，以免损伤正气或使邪气滞留难去。

（9）早期治疗，坚持治疗者，有益于病愈；治疗较晚，邪气留恋，不利于病愈。

【注意事项】

使用咽鼓管吹张法，有减轻或消除耳内胀塞症状，但也要注意用力适当，在有鼻涕时，不宜使用此法。

【临床常用中医预防调养法】

**1. 捏鼻鼓气**：深吸一口气，闭住口腔，捏紧鼻翼，屏住呼吸，然后像擤鼻涕一样用力向鼻腔里“擤”气，你会觉得咽部以及耳朵发胀。如果耳咽管堵塞不是很严重的话，就会强力使耳咽管开放，此时你会觉得耳朵忽然开朗，早、中、晚各6次。

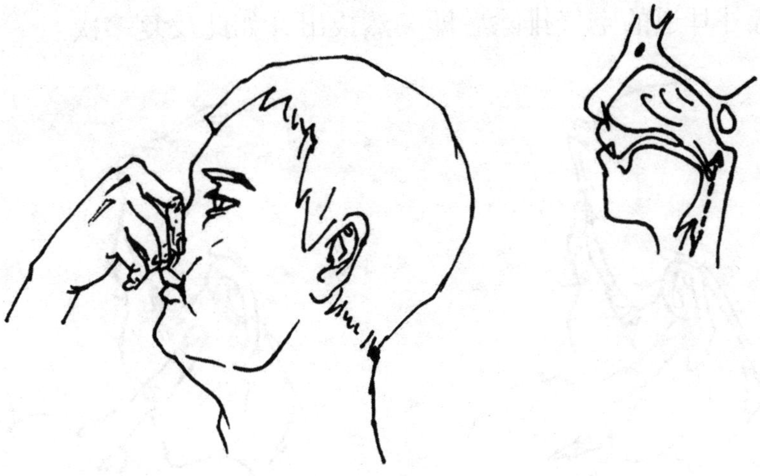

捏鼻鼓气

**按**：本法有通窍、保护听力的功效，适用于耳胀、耳闭、耳鸣、耳聋等病。

**2. 按摩导引治疗**：《灵枢·刺节真邪》有“刺其听宫……刺邪以手坚按其两鼻窍而疾偃，其声必应于针也”，这是耳咽管吹张法最原始的记载，后人根据这一原理，逐渐发展成为耳咽鼓管吹张法，如《保生秘要·卷三》说：“定息以坐，塞兑，咬紧牙关。以脾肠二指捏紧鼻孔，睁二目使气串耳通窍内，觉哄哄有声，行之二三日，窍通为度。”在《景岳全书·卷二十七》曰：“凡耳窍或损或塞，或震伤，以至暴聋或鸣不止者，即宜以手中指于耳窍中轻轻按捺、随捺随放、随放随捺，或轻轻摇动，以引其气一捺之数次，其气必至，气至则窍自通矣。凡值此者，若不速为引导，恐因而渐闭而竟至不开耳。”此法与今之“鼓膜按摩法”相同，有助于减轻耳胀、耳闭的症状，现今临床上仍为常用之方法。

**按**：本法具有疏通经络、运行气血作用，用于暴聋或者渐聋而伴有头昏头痛、耳部堵塞感的患者。

**3. 鼓膜按摩法**：用中指尖插入外耳道口，轻轻按压，一按一放，待外耳道的空气排除后即突然拔出，如此反复多次。

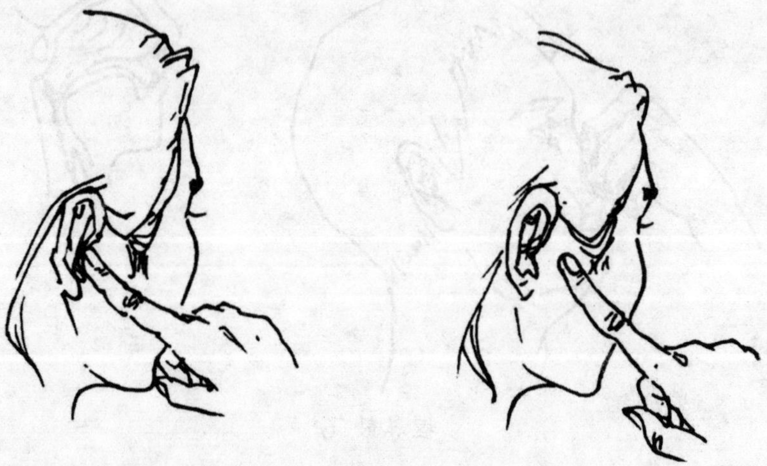

鼓膜按摩法

**按**：本法有通窍、聪耳的功效，可用于绝大部分影响听力的耳病。

**4. 吞咽动作：** 做正常的吞咽动作。

**5. 耳针：** 取内耳、神门、肺、肝、胆、肾等穴位。

**6. 点压耳门、翳风、迎香穴：** 搓热双手，双手食指或者中指，放于双耳门处，徐徐循按，直至徐徐得气时局部感到酸、麻、胀、痛等感觉，再由轻到重用力，逐渐增加按压局部，以局部微微发热为度，每日 3 次，每次 36 下，再以同法按压翳风、迎香穴。

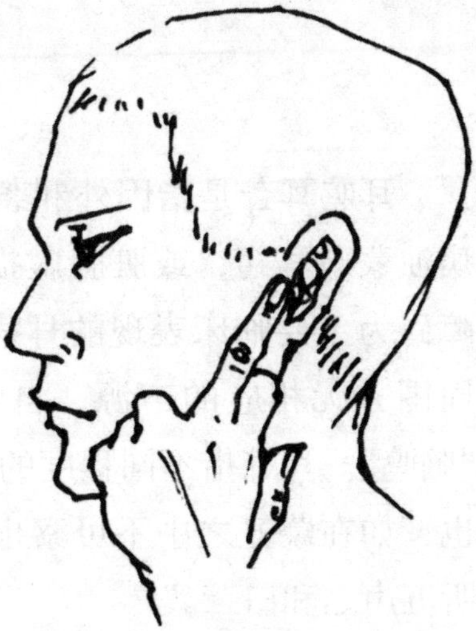
点耳门

**按：** 耳门是治疗耳病的要穴，治疗耳胀、耳闭首选；翳风具有祛风通窍之功，耳胀、耳闭治疗意在以通为用，局部取穴是近治作用的体现。肺开窍于鼻，耳鼻喉科素来有“耳聋治鼻”的理论，故选用迎香穴治疗本病。

## 【预后转归】

（1）在耳胀期若能治疗及时，可以很快痊愈，不影响听力，预后良好。如果病程迁延，由耳胀转成耳闭。反复发作者迁延不愈，日久可致鼓膜与鼓室内产生粘连，造成听力下降明显，久治不愈。

（2）由于患者耳内有胀塞感，常被误认为外耳道有耵聍或异物阻塞，多自行盲目挖耳，徒劳无益。

（3）耳胀初起，要及早彻底治疗，以防迁延日久，趋于严重，形成耳闭之证。

# 耳鸣耳聋

耳鸣耳聋是指因外邪袭表或脏腑实火上扰耳窍，或瘀血痹阻、痰浊蒙蔽耳窍，或脏脏虚损、清窍失养所致的以耳内鸣响、听力障碍为主要临床表现的耳病。耳鸣多是指主观感觉耳中鸣响，而周围并无相应的声源，自觉鸣响来自头部者，称为“颅鸣”或“脑鸣”。耳聋指不同程度的听力障碍，《释名》解释为：“聋者，笼也，如在蒙笼之中不可察也。”《左传·僖公二十六年》谓：“耳不听五声之和曰聋。”

耳鸣耳聋为难治性病证，是耳科有待解决的难题之一，流行病学调查资料显示，普通人群中耳持续时间超过 5 分钟以上者达 10%～30%，[1] 其中约四分之一的患者因耳鸣程度较重而言需要求助于医生的帮助。

西医学的突发性聋、噪声性聋、爆震性聋、药物性聋、老年性聋、听神经病、耳硬化以及原因不明的感音神经性、混合性及耳鸣等疾病，均可参考本病症进行辨证施治。

## 【病因病机】

耳鸣耳聋属耳的听觉功能异常，耳为清空之窍，清能感音，

［1］ 徐霞，卜行宽．耳鸣的流行病学研究［J］．中华耳科学杂志，2005（3）：136.

空可纳音，若实邪壅塞清窍，使耳窍去清空之性，或脏腑虚损，清窍失去濡养，均可导致耳鸣或耳聋。实者多因外邪或脏腑实火上扰耳窍，或瘀血、痰饮蒙蔽清窍；虚者多因脾肾亏虚、清窍失养所致。

“耳鸣”一词最早见于《黄帝内经》，历代医家在采用“耳鸣”这一基本名称的前提下，也有根据耳鸣的表现、病机等不同而采用不同的名称，如唐代《外台秘要·卷第八》称“耳虚鸣”，不少医籍根据耳鸣如蝉声的特点而称为“蝉鸣”。早在春秋时代，老子的《道德经·第十二章》有“五音令人耳聋”的记载、《左传·僖公二十四年》有“耳不听五声之和为聋”，这可以说是对耳聋最早的定义。

## 【诊断鉴别】

**1. 诊断要点：**①病史：可有耳外伤史、噪声接触史、耳毒性药物使用史、脓耳病史等。②症状：耳鸣患者以耳鸣为主要症状，可为单侧亦可为双侧，部分患者可有听力下降；耳聋患者以听力下降为主要症状。两者兼有者，为耳鸣耳聋。③检查：听力学检查、耳内镜、乳突及头颅 CT、MRI 有助于诊断。

**2. 鉴别诊断：**本病主要与耳胀、耳闭、脓耳相鉴别。

**耳鸣、耳聋与耳胀、耳闭、脓耳鉴别表**

| | 耳鸣、耳聋 | 耳胀 | 耳闭 | 脓耳 |
|---|---|---|---|---|
| 病史 | 渐起或暴发，多种发病原因，亦可无明显诱因 | 每因感冒而发 | 渐起，有耳胀反复发作病史 | 有耳道流脓、鼓膜穿孔病史 |

续表

| | 耳鸣、耳聋 | 耳胀 | 耳闭 | 脓耳 |
|---|---|---|---|---|
| 表现 | 耳鸣多为高音调，也可为低音调，可伴不同程度听力减退 | 耳胀耳闷，耳鸣，自声增强，伴风寒或风热表证 | 听力减退，耳闭塞感 | 患耳溢脓，伴听力减退，耳鸣 |
| 鼓膜 | 鼓膜一般正常 | 鼓膜轻度充血、内陷或有鼓室积液 | 鼓膜内陷或增厚、浑浊、钙斑，或萎缩、粘连 | 初发鼓膜充血或小穿孔溢脓；久病鼓膜穿孔流脓，反复发作 |
| 听力 | 多为感音神经性聋，少数可呈混合性聋 | 传导性聋 | 多为传导性聋，少数可呈混合性聋 | 初发为传导性聋，久病可呈混合性聋 |

**【预防调养要点】**

（1）饮食有节，起居有常，顺应天时。增强体质加强体育锻炼，起居有常，饮食有节，劳逸结合，增强体质，提高机体的抵抗力，防止外邪入侵，是预防耳鸣、耳聋发生的关键。

（2）调适性情，怡情养性，采取乐观、豁达的生活态度，保持心情舒畅，避免过度忧郁或发怒致使肝气郁结，从而预防肝火上扰导致耳鸣耳聋。尽量消除来自工作或生活的压力，解除对耳鸣耳聋不必要的紧张和误解。医务人员的耐心、专业解释及和蔼态度有助于消除患者过分紧张等一系列症状，保持心情舒畅的接受治疗。

（3）风热外袭、肝火上扰、痰火郁结、阴虚火旺者，由于体内有实热或虚火，饮食方面应禁忌辛辣炙烤之物，以免助火；痰湿中阻者，应禁忌肥甘厚腻之食物，同时少喝酒，以免助生痰湿；脾虚或肾阳虚者，应禁忌生冷、寒凉的食物，以免进一步损伤脾肾之阳气。

（4）对于耳鸣患者应尽量避免处于过分安静的环境和过分嘈杂的环境；过分安静易致患者感觉耳鸣更加严重；过分嘈杂噪声是引起耳鸣耳聋的重要原因，因而避免长期接触噪音是预防耳鸣耳聋的重要措施。对于职业的原因不得不长期接触噪声者应采取必要的防护措施，如佩戴耳塞等。

（5）保持良好睡眠，避免熬夜，良好睡眠习惯有助于防止耳鸣耳聋加重。耳鸣耳聋患者容易导致烦躁及失眠，睡眠不足容易导致耳鸣，形成恶性循环。临睡前用热水浸泡双足，或按摩足底涌泉穴，均可起到引火归原的作用，有助于睡眠。若因环境过于安静、耳鸣加重而难以入睡，可以适当播放一些柔和的音乐，以提高背景噪声，分散注意力，减轻耳鸣的感觉以助睡眠。

（6）避免使用耳毒性药物，如氨基糖苷类抗生素、袢利尿剂等，应尽可能避免使用，若因病情需要必须使用，应严密监测听力及耳鸣。

（7）避免过度劳累，避免感冒，耳鸣耳聋发生多与负面情绪、感冒、劳累、压力、睡眠障碍等综合因素有关。

**【注意事项】**

（1）本病及时治疗可较好的控制症状发作，第一时间就医，避免病情进一步发展。

（2）耳鸣耳聋治疗越早效果越好，必要时需足疗程治疗。

（3）走出片面理解“肾开窍于耳”理论的误区，切勿盲目相信补肾的方法统治一切耳鸣耳聋。

（4）切勿片面理解耳鸣一定会导致耳聋，耳鸣不一定会引发耳聋。

（5）特别是对于突发性耳聋者，越早治疗效果越好，争取时间采取积极措施进行治疗，条件允许的情况下接受最好住院系统治疗。

（6）对于处于言语发育期的婴幼儿，由于听力减退可造成言语发育的障碍，最终导致聋哑，应及早佩戴助听器并配合言语训练，同时进行系统中医综合治疗。

**【临床常用中医预防调养法】**

1. **鸣天鼓法**：两手掌心紧按双侧外耳道口，两手的食指、中指和无名指分别轻轻敲击枕部，共 60 下。然后掌心掩按外耳道口，手指紧按枕部不动而后突然抬离，耳中即可闻及炮样声响，如此反复操作 9 次。以上算作 1 回，每次可作 3 回，每日可作 3 次。

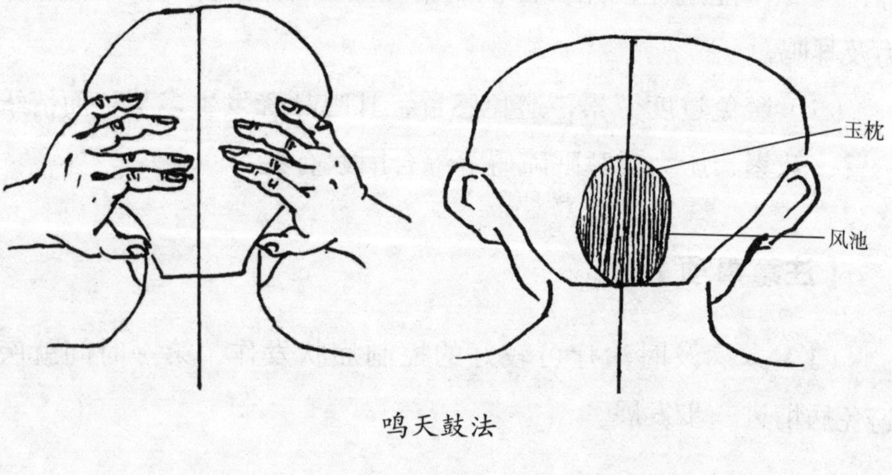


鸣天鼓法

**按**：此法适用于耳鸣、耳聋。

**2. 营治城郭法**：以两手按耳轮，一上一下按摩，每次15分钟左右。

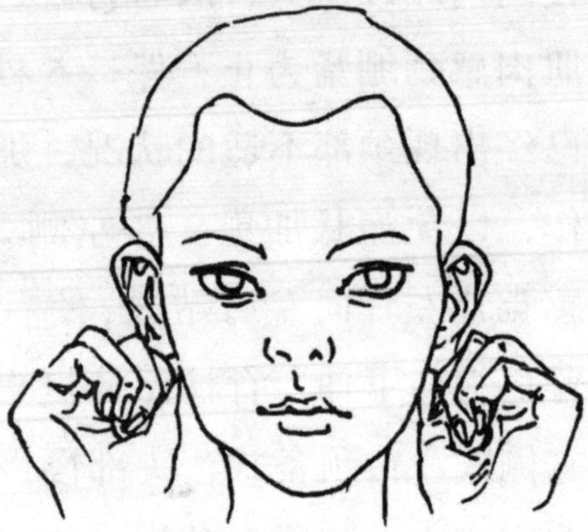

营治城郭法

**按**：本法有活血疏络、聪耳通窍的功效，适用于耳鸣、耳聋疾病。

**3. 鼓膜按摩法**：用中指尖插入外耳道口，轻轻按压，一按一放，待外耳道的空气排除后即突然拔出，如此反复多次。

**按**：本法有通窍、聪耳的功效，可用于绝大部分影响听力的耳病。

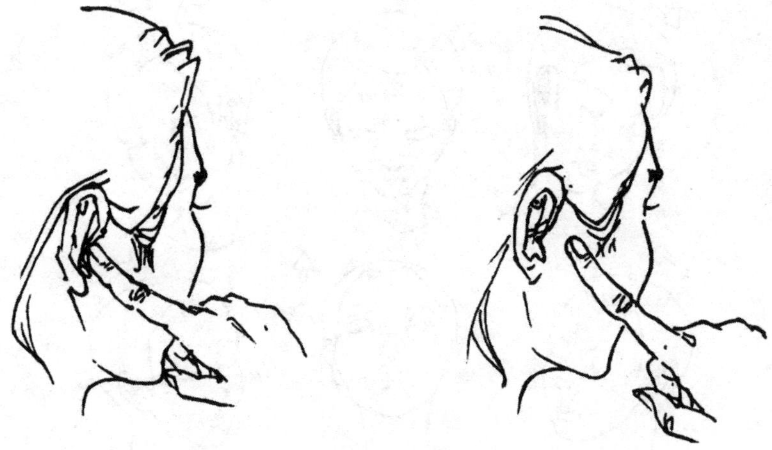

鼓膜按摩法

**4. 摇颈椎米字操**：①预备式：可以盘坐在垫子上，或者坐在椅子上，腰背挺直，尽量让颈部伸展，下颌略收，双臂放松下垂，肩膀向后微微张开。感觉整个身体充分拉伸，保持5秒钟，然后慢慢放松。注意不要闭眼，目视前方。②前屈式：自预备式，缓慢向前屈颈低头，双肩打开，肩膀有向后牵引的趋势，直至颈肩肌肉感到绷紧为止，保持5秒钟，然后缓慢放松回复原位。如果已经出现颈部不适的状况，那么不建议做“米”字操中的后仰动作，以免症状加重。③左侧式：自预备式，头部缓慢偏向左侧，感觉让左耳向左肩贴近，使右侧颈肩肌肉感到绷紧为止，同时右臂尽力向下伸，脊柱保持挺直，之后缓慢放松回复到预备式。④右侧式：自预备式，头部慢慢偏向右侧，让右耳与右肩靠近。与左侧式方向相反，动作一致。⑤左转式：自预备式，头部向左侧扭转，目光尽量看向身体后方，但是身体不能转动，保持5秒钟，最后回复原位。⑥右转式：自预备式，头部向右侧扭转，与左转式方向相反，动作一致，每日36次，早、中、晚各12次。

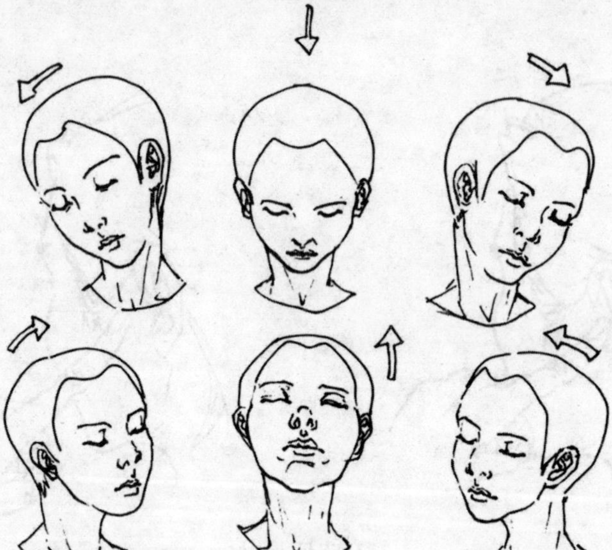

摇颈椎米字操

**按**：通过上述动作能够达到放松颈部肌肉、缓解颈椎压力的目的。

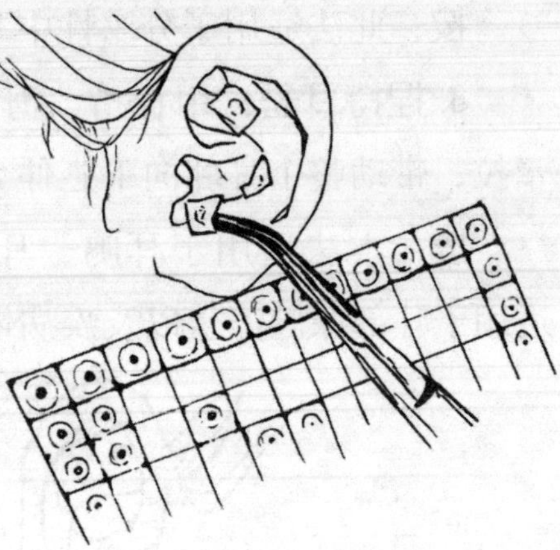

耳针

**5. 耳针：** 取内耳、肾、神门等穴，中等刺激。[1]

**按：** 肾开窍于耳，耳病可通过养肾达到聪耳的目的，过度使用听力多易耗精、耗神，故可选用耳、肾耳穴补肾养耳，神门安神定志。

**6. 搓耳：** 晨起、睡前双手相互揉搓发热，然后两手分别按摩左右耳轮36次，稍用力，致双耳发热后捂耳。

**按：** 本法按摩耳朵可以达到疏通经络、运行血气的效果。

**7. 捏鼻鼓气：** 深吸一口气，闭住口腔，捏紧鼻翼，屏住呼吸，然后像擤鼻涕一样用力向鼻腔里“擤”气，你会觉得咽部以及耳朵发胀。如果耳咽管堵塞不是很严重的话，就会强力使耳咽管开放，此时你会觉得耳朵忽然开朗，早、中、晚各6次。

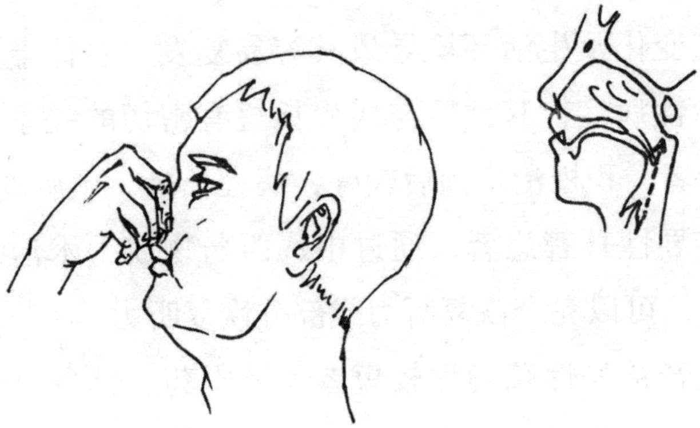

捏鼻鼓气

[1] 谢慧，鄢路洲，贾旭锦．中医耳鼻咽喉科常用外治法辑要[M]．北京：人民卫生出版社，2017：117-119.

**按**：此法适用于分泌性中耳炎、耳鸣、耳聋。

8. **捏持耳垂**：用食指、拇指捏持提拉耳垂。反复搓揉并向下牵拉，带动整个耳郭向下延伸力量适中，早、中、晚各36次。

**按**：本法适用于耳鸣、耳聋，具有活血、疏通经络的功效，适用于耳部保健养生以及疾病恢复。

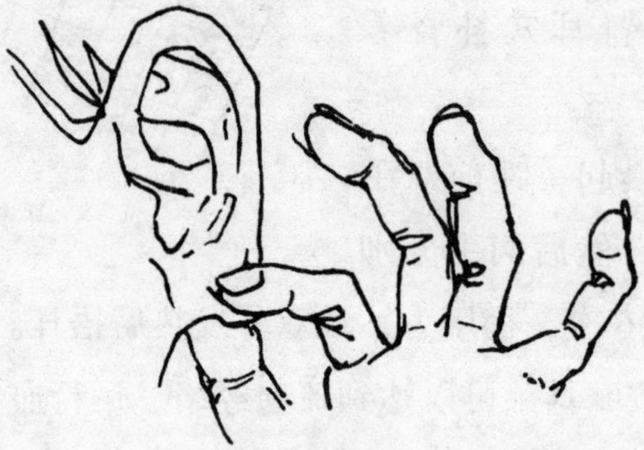

捏持耳垂

**【预后转归】**

本病经积极、及时防治，症状可控制及消失，但因个人体质差异、节气变化及生活环境导致其容易复发。总体上来说，耳鸣耳聋属难治性病症，其预后与病程长短有密切的关系，多数情况下，病程短者，积极治疗预后较好，病程长者，预后较差。

（1）传导性耳聋患者，通过中、西药物或手术治疗，大多有较好的疗效，可以完全恢复听力或部分恢复听力。

（2）感音神经性聋病程较短者，经中药、针灸等治疗，可以部分甚至完全恢复听力；病程较长者，多数情况下听力恢复较为困难，但部分病例经过较长时间耐心的中医治疗仍有可能恢复部分听力、对于治疗无效者，可以考虑助听的方法，如佩戴合适的助听器，极重度且经各种保守治疗无效者，若条件允许，可以考虑人工耳蜗植入。

（3）耳鸣的完全消除仅见少部分患者，多数患者的耳鸣难以完全消失，但通过中医药治疗，并注重情志调节和饮食调养，可以使大部分患者的耳鸣程度减轻，消除或者部分消除由耳鸣所带来的困扰，使之不影响正常生活和工作。值得注意的是，绝大多数耳鸣即使长期存在，也不会发展成严重的疾病，更不会危及生命。因此，在排除少数可能的危重病症后，若能以正确的心态面对耳鸣，则耳鸣本身的危害性并不大。

# 耳眩晕

耳眩晕是指因邪犯耳窍或脏腑虚弱，耳窍欠养，或痰浊水饮泛滥耳窍所致，以头晕目眩、如坐舟车、天旋地转为主要特征的疾病，可伴有耳鸣耳聋，头或耳内胀满感等症。眩晕剧烈者、可有恶心呕吐、出冷汗。

耳眩晕是临床常见多发病，发病率有逐渐增高的趋势，发达国家的发病率远高于发展中国家。耳眩晕以单耳发病多见，男女发病率无显著差异，是引起听力下降的原因之一。本病可反复发作，妨碍正常工作及生活。耳眩晕在临床上可分为急性发作期与发作间歇期。急性发作期，局部与全身症状均较重，容易治愈；耳眩晕发作间歇期，耳眩晕表现不明显，仅表现为不同程度的耳鸣耳聋。临床上用中医药防治眩晕，对控制眩晕的发生、发展有较好的疗效。

西医学的梅尼埃病、良性阵发性位置性眩晕、前庭神经炎等均可参考本病辨证施治。

## 【病因病机】

本病病机复杂，有外感六气而致，又有脏腑内伤所致，实证以风、火、痰、为标，痰浊阻遏，升降失调，火气上逆，上犯清窍，虚证以气血亏虚、肝肾不足为本，致使清窍失养，脑髓失充，肝风内动而发耳眩晕；临床常见虚实夹杂。在发病过程中，各种病因病机可以相互影响，相互转化，形成虚实夹杂，如阴损及阳、阳损及阴、阴阳两虚，而形成耳眩晕；或肝风、痰火上蒙清窍，阻滞经络，而形成耳眩晕；或突发肝气上逆，清窍闭塞，而引起耳眩晕。

古人已注意到眩晕的症状，每与耳鸣、耳聋并见，如《素问·至真要大论》说："厥阴之胜，耳鸣头眩。"《普济方·卷五十三》更明确指出，耳部病变可以出现眩晕的症状："厥气搏入于耳，是为厥聋，必有时见眩晕之证。"

**【诊断鉴别】**

**1. 诊断要点：**①病史：大多有眩晕反复发作史，可有应用耳毒性药物史或感冒史。②症状：突发旋转性眩晕，时间可持续数分钟、数小时甚至数天。常反复发作，发作间歇期长短不一；或体位变动时眩晕加重，可伴耳鸣、耳聋或有耳内胀满感；在眩晕发作期间可有恶心呕吐、心慌不安、面色苍白、汗出肢冷等症状。③检查：a. 自发性眼震：眩晕发作时可见自发性水平型或水平旋转型眼震，转向病侧或健侧。发作过后眼震逐渐消失。b. 听力检查：部分患者可显示波动性感音性听力下降，即眩晕发作期听力下降，间歇期听力好转，或复响试验阳性，长期反复发作后可呈永久性听力下降。耳蜗电图检查可出现异常波形。c. 前庭功能检查：初次发作者可显示患侧前庭功能亢进，或有向患侧的优势偏向；多次发作者可显示患侧前庭功能减退甚至消失，或有向健侧的优势偏向。部分患者虽有多次发作，前庭功能可正常。d. 甘油试验：部分患者呈阳性反应。e. 眼科检查：有助于了解是否为眼性眩晕。f. 影像学检查：如 X 线、CT、MRI 等，有助于了解中耳、内耳、内耳道及颅内、颈部情况。

2. **鉴别诊断**：本病应与中枢性眩晕相鉴别。

**耳眩晕与中枢性眩晕鉴别表**

| 鉴别要点 | 耳眩晕 | 中枢性眩晕 |
| --- | --- | --- |
| 眩晕类型 | 突发性旋转性 | 旋转或非旋转性 |
| 眩晕程度 | 较剧烈 | 较轻，可渐加重 |
| 体位变化 | 头位或体位变动时眩晕加重 | 与变动体位或头位无关 |
| 伴发症状 | 耳胀满感、耳鸣、耳聋及恶心呕吐 | 多无耳部症状，多伴中枢症状 |
| 神志变化 | 无意识障碍 | 可有意识丧失 |
| 自发眼震 | 水平旋转或旋转性，与眩晕方向一致 | 粗大、垂直或斜行，方向多变 |
| 持续时间 | 短，数分钟、数小时到数天 | 长，数天到数月 |
| 前庭功能 | 可出现前庭重振现象 | 可出现前庭减振或反应分离 |

## 【预防调养要点】

（1）平常避免过度疲劳，注意劳逸结合，避免突然或强力的头部运动，可减少眩晕的发生，情志要开朗，生活有规律，以减少复发机会。

（2）发作期间尽量卧床休息，走路、过马路要有专人陪同，注意防止起立时因突然眩晕而跌倒，尽早逐渐下床活动。

（3）卧室应保持安静，减少噪音，光线宜暗，但空气要流通。

（4）宜进低盐饮食，饮食宜定时定量，忌暴饮暴食和食肥甘厚味、过咸伤肾之品，禁烟、酒、咖啡及浓茶。肝阳上亢者饮食宜清淡，以低盐素食为佳，多食蔬菜、水果。气血亏虚者饮食以富于营养、易于消化及血肉有情之品，如蛋类、瘦肉、猪肝、猪血、黑芝麻、红枣、山药，可多进食米粥，忌食生冷；肾阴虚者食疗宜忌食海腥、羊肉、辛辣之物；痰浊中阻、痰壅眩晕、呕吐者饮食宜清淡，忌食油腻和肥甘厚味、生冷、烟酒等物，以防助湿生痰。

（5）眩晕患者恢复后不宜高空作业，避免游泳、乘船及各种旋转的动作和游戏。

**【注意事项】**

（1）本病虽症状严重，但不会危及生命，解除恐惧心理。

（2）对疾病本身的康复，应注意加强早期治疗，预防复发。医疗实践证明，耳眩晕引起的感音神经性耳聋的早期中医药干预治疗，可以使耳聋康复，减轻耳眩晕的发作频率和程度。

**【临床常用中医预防调养法】**

**1. 摇颈椎米字操：**米字操具体步骤：①预备式：可以盘坐在垫子上，或者坐在椅子上，腰背挺直，尽量让颈部伸展，下颌略收，双臂放松下垂，肩膀向后微微张开。感觉整个身体充分拉伸，保持5秒钟，然后慢慢放松。注意不要闭眼，目视前方。②前屈式：自预备式，缓慢向前屈颈低头，双肩打开，肩膀有向后牵引的趋势，直至颈肩肌肉感到绷紧为止，保持5秒钟，然后缓慢放松回复原位。如果已经出现颈部不适的状况，那么不建议做“米”字操中的后仰动作，以免加重症状。③左侧式：自预备式，头部缓慢偏向左侧，感觉让左耳向左肩贴近，使右侧颈肩肌肉感到绷紧为止，同时右臂尽力向下伸，脊柱保持挺直，之后缓慢放松回复到预备式。④右侧式：自预备式，头部慢慢偏向右侧，让右耳与右肩靠近。与左侧式方向相反，动作一致。⑤左转式：自预备式，头部向左侧扭转，目光尽量看向身体后方，但是身体不能转动，保持5秒钟，最后回复原位。⑥右转式：自预备式，头部向右侧扭转，与左转式方向相反，动作一致，每日36次，早、中、晚各12次。

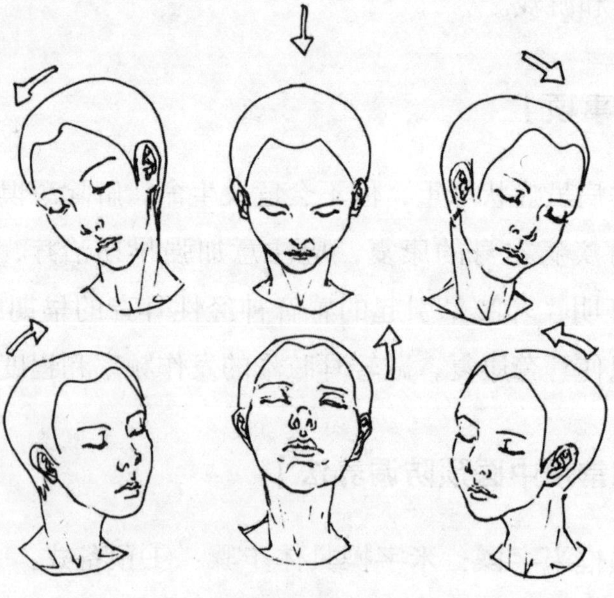

摇颈椎米字操

**按**：通过上述动作能够达到放松颈部肌肉、缓解颈椎压力的目的。

**2. 耳针**：可选肾、肝、脾、内耳、脑、神门、额、心、胃、枕、皮质下、交感等穴。

**3. 头皮针**：双侧晕听区针刺。[1]

## 【预后转归】

耳眩晕属难治性疾病之一，相当一部分患者经过治疗，眩晕可得到缓解，但容易复发，多次发作后，可遗留顽固性耳鸣及不可逆性耳聋，但一般不会危及生命。也有部分患者治疗后很少再发作。

[1] 冯建平．头针配合体针治疗梅尼埃病的疗效观察［J］．针灸临床杂志，2004，20（10）：20.

# 耳 面 瘫

耳面瘫是指因耳部脉络痹阻引起的以口眼㖞斜为主要特征的疾病。常单侧发病，以成年人为主。

西医学中的耳带状疱疹所致的面瘫 (Hunt’s syndrome)、贝尔面瘫 (Bell’s palsy) 等可参考本病辨证施治。

## 【病因病机】

风邪阻络风邪外袭，痹阻耳部脉络、筋脉失养，弛缓失用，发为面瘫；气血虚弱，禀赋不足，素体虚弱，或久病迁延，气血亏损、气虚血瘀，耳部经脉失养，面部肌肉弛缓发为面瘫。

在古代相关文献中，本病有“僻”“口歪僻”“歪僻不遂”“口歪斜僻”“卒口僻”等别称。如《灵枢·经筋》曰:“卒口僻，急者目不合，热则筋纵，目不开。颊筋有寒，则急引颊移口；有热则筋弛纵缓，不胜收故僻。”《金匮要略·中风历节病脉证并治》称本病为歪僻不遂，曰:“贼邪不泻，或左或右，邪气反缓，正气即急，正气引邪，㖞僻不遂。”此后历代医家对本病的认识不断发展。如《外台秘要·卷十四》记载:“养生方云：夜卧当耳勿得有孔，风入耳中，喜冷口歪。”提出了风入耳中可以导致口眼歪斜的观点。

【诊断鉴别】

1. **诊断要点**：①病史：可有头面部受风病史。②症状：突然出现口眼㖞斜，口涎外溢，额弛睛露，或有耳后乳突部疼痛，可见闭目不合，鼓腮漏气，口角下垂，额纹消失，鼻唇沟变浅，口角歪向健侧。③检查：可通过味觉试验、泪液分泌试验、镫骨肌反射测定等检查以定位，通过肌电图、神经兴奋性试验、神经电图、神经潜伏期试验等以定性。

2. **鉴别诊断**：本病应与中枢性面瘫相鉴别。

**耳面瘫与中枢性面瘫鉴别表**

| | 耳面瘫 | 中枢性面瘫 |
|---|---|---|
| 病史 | 可有头面部受风病史 | 有外感病史 |
| 病位 | 面神经核及面神经核以下部位的面神经损害 | 面神经核以上至大脑皮层中枢之间皮质脑干神经损害 |
| 病因 | 急性起病：面神经炎、中耳乳突炎病后伴发周围面神经损害<br>慢性起病：颅底肿瘤、各种慢性脑膜炎的颅底蛛网膜粘连 | 急性起病：急性脑血管病变、多发性硬化<br>慢性起病：损害皮质延髓通路的肿瘤 |
| 症状体征特点 | 皱额变浅或消失；闭眼不合；鼻唇沟变浅或消失；口角下垂；可有听觉改变；舌前2/3味觉减退及唾液分泌障碍等特点 | 额纹存在；闭眼正常；鼻唇沟变浅<br>口角下垂；常伴有与面瘫同侧的肢体瘫痪，无舌前2/3味觉减退及唾液分泌障碍等 |
| 检查 | 无腱反射异常、无 Babinski 氏征等病理特征 | 腱反射异常、Babinski 氏征阳性 |

【预防调养要点】

（1）锻炼身体，增强体质，防止风邪的侵袭。

（2）患侧眼睑不能闭合、角膜暴露，易失润受损，甚或染毒，故可用眼膏保护角膜。

（3）自行按摩患侧面部及穴位，防止日久面部肌肉萎缩。

（4）患侧面肌松弛，食物残渣易于滞留齿颊间，饭后漱口，保持口腔卫生。

（5）避风寒，注意面部保暖，必要时可佩戴口罩，避免过早过晚外出活动。

【临床常用中医预防调养法】

**按摩疗法**：患者取坐位或侧卧位，暴露耳部及面部皮肤，双手合十，相互搓热后，双手大鱼际及掌根部从迎香穴推至耳门穴。反复此动作 36 次。每日 3 次。

**按**：通过面部及耳后部按摩，以疏通经脉，使气血流畅、达到康复的目的。

【预后转归】

经及时治疗，多可痊愈，预后良好，少数患者只能部分恢复，甚至恢复较差，留下后遗症。

（1）本病中药配合针灸及适当的外治法有疗效优势，一般病程较短者及时治疗，效果较好，病程长者，效果较差。

（2）本病以部分面瘫较为多见，治疗也较容易恢复；完全性面瘫较少见，尤其是短期内面瘫迅速加重以致完全瘫痪者，往往治疗较难。

（3）少数患者经保守治疗一定的时间，面瘫无恢复迹象，移至逐渐加重，或经面神经电图、肌电图等检查提示面神经功能无好转者，可考虑行面神经减压等手术治疗。面瘫日久，肌肉萎缩者，可行面容矫正术。

（4）本病大多可痊愈，但也有部分患者仅能部分恢复或恢复较差，还有部分患者可遗留连带运动、“鳄鱼泪”、面肌抽搐等后遗症。

# 鼻的预防调养

# 鼻　疔

鼻疔是指因风热邪毒、火毒熏蒸鼻窍而致，发生在鼻尖、鼻翼及鼻前庭部位的疔疮疖肿。本病以局部红肿疼痛，呈粟粒状突起，有脓点为特征。多为单发，偶见多发。若处理不当，可转为疔疮走黄之危症。

疔疮走黄：鼻为血脉多聚之处，其血脉内蕴于脑，疔疮走黄是因邪毒壅盛，正气虚弱，若处理不当，邪毒内陷而致的重症，相当于西医学的海绵窦血栓性静脉炎，为鼻疔最严重的颅内并发症。海绵窦是颅底主要静脉汇集处，接受外鼻及上唇血液回流。面部静脉无瓣膜，所以当鼻疔或上唇蜂窝织炎时，细菌或血栓可顺血流感染至海绵窦。若海绵窦炎症向周围扩散，可形成硬脑膜脓肿、脑膜炎及脑脓肿等。

西医学的鼻疖可参考本病辨证施治。

## 【病因病机】

本病常因挖鼻、拔鼻毛损伤鼻窍肌肤，风热邪毒乘虚而入，火毒熏蒸鼻窍而致病。或因过食辛辣炙煿、肥甘厚味而致脾胃积热，复感邪热，热毒循经上犯鼻窍而为病。或因火毒炽盛，抗邪无力或处理不当，妄行挤压，以至邪毒内陷营血心包导致疔疮走黄之危候。

鼻疔首见于汉代《中藏经》卷中：“白丁者，起于右鼻下，初起如粟米，根赤头白，或顽麻，或痛痒，使人憎寒、头重，状若伤寒，不欲食，胸膈满闷，喘促昏冒者死，未者可治。此疾不过五日，祸必至矣，宜急治之。”同时也描述了鼻疔临床特点及“疔疮走黄”的危候。

**【诊断鉴别】**

**1. 诊断要点：**①病史：多有挖鼻或拔鼻毛史，部分患者可有消渴病史。②症状：鼻部疼痛，成脓时呈跳痛，全身可伴有恶寒、发热、头痛、周身不适等。③检查：鼻前庭或鼻尖、鼻翼处呈粟粒状隆起，周围发红、发硬，触之痛甚；成熟后，顶见黄白色脓点。病情重者，可引起同侧鼻面部肿胀。疔疮走黄，则见疮头紫暗，顶陷无脓，根脚散漫，鼻肿如瓶，两眼合缝等。

**2. 鉴别诊断：**

**鼻疔与鼻疳鉴别表**

| | 鼻疔 | 鼻疳 |
|---|---|---|
| 病史 | 多有挖鼻或拔鼻毛史 | 多有过敏史，挖鼻或长期流鼻涕等病史 |
| 症状特点 | 鼻部疼痛，成脓时呈跳痛 | 鼻前庭及上唇皮肤瘙痒或灼热疼痛，多反复发作 |
| 检查 | 鼻前庭或鼻尖、鼻翼处呈粟粒状隆起，周围发红、发硬，触之痛甚；成熟后，顶见黄白色脓点 | 鼻前庭及上唇皮肤红肿、糜烂、渗液、结痂，或见局部黯红，皮肤粗糙、皲裂、脱屑 |

【预防调养要点】

（1）戒除挖鼻及拔鼻毛等不良习惯。

（2）积极治疗各种鼻病，以防邪毒走窜，引发本病。

（3）如疖肿成脓溃破，应及时清除脓液。

（4）早期可以用清热解毒类药膏涂抹局部，如硫黄膏。禁切开引流及挤压、挑刺、灸法，以免脓毒扩散，引起疔疮走黄。

（5）发病期间忌食辛辣炙烤、肥甘厚腻之品。

（6）本病长期反复发作者，须警惕是否患有糖尿病或其他基础疾病。

（7）鼻疔的发病多由于局部细菌感染，再搔抓揉搓引起皮肤屏障破坏发为本病，因此平素应注意保持鼻部清洁，注重个人卫生。

（8）祛除瘀塞，定期清理毛孔，尤其是有黑头形成的毛孔。

（9）患此病者多为肺胃热盛证，有发病初起症状或已发病者应以清泻肺胃之热为防治调养要则。

（10）如若出现高热、惊厥、抽搐、神识不清等症状需考虑疔疮走黄可能，危及生命时，应立即就医，采用中西医结合治疗，必要时须住院抢救治疗。

【临床常用中医预防调养法】

**1. 摩面：**双手对掌摩擦直至搓热后，双手掌于面部正中，以鼻背为起始向外上至双耳耳后，每次 36 下，每日 2 ～ 3 次。

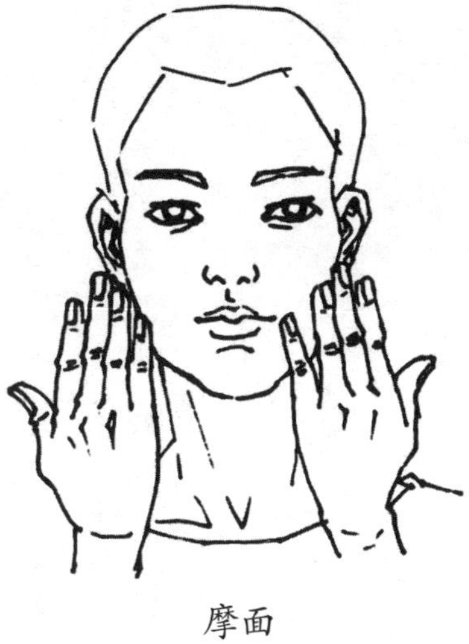
摩面

**按：**头面部为诸阳之会，火性炎上，火热引动蕴热易发为火热之病，以手摩面能够对头面部疏风散邪、疏通局部经络、行气活血，并能改善局部血液循环，在本病初期、恢复期可采用本法。摩面时注意避开疔疮处，以防加重病情。若疔疮已成则不能用本法。

**2. 中药涂敷**：蒲公英、仙人掌、芙蓉花三药等量混合（鲜品为佳），捣碎成糊状后涂敷于局部，10 分钟后洗净。

**按**：芙蓉花有清热凉血解毒、消肿排脓之功，蒲公英有清热解毒、散结之效，仙人掌有行气活血、清热解毒、消肿止痛之效。三者合用有清热解毒、散结消肿、破溃祛脓之效。西南地区较多生长，可就近取材，使用方便，可为日常预防调养之用。

**3. 冷热敷**：冷水毛巾、热水毛巾熨敷局部各约 20 分钟。

**按**：本病初起未成脓时可以热毛巾熨敷局部，促进毒邪消散；若鼻疔已成可用毛巾冷敷局部，可减轻局部肿胀疼痛。

## 【预后转归】

（1）本病若及时恰当治疗，多可痊愈。

（2）治疗不当，可致疔疮走黄之重症，甚至危及生命。

# 鼻疳

鼻疳是由于肺经蕴热、脾胃湿热熏蒸鼻窍肌肤，所致鼻前庭及其附近皮肤瘙痒、红肿、糜烂、渗液、结痂或皲裂为主要特征的鼻病。本病常反复发作，经久难愈，小儿多见。

西医学的鼻前庭炎、鼻前庭湿疹可参考本病辨证施治。

## 【病因病机】

本病多责之于肺、脾两脏湿热内蕴所致。肺经素有蕴热，复感风热邪毒；或因挖鼻损伤肌肤，鼻病涕液浸渍，外邪引动肺热，上灼鼻窍，熏蒸鼻窍肌肤而为病。饮食不节，湿浊内停，湿郁化热；或小儿脾胃虚弱，积食化热，熏蒸鼻窍肌肤而为病。久病，邪热留恋，阴虚血燥，燥热上攻，熏蒸鼻窍，以致鼻疳缠绵不愈。

《医宗金鉴·外科心法要诀》云：“鼻䘌疮多小儿生，鼻下两旁斑烂形，总由风热客于肺，脓汁浸淫痒不疼。”描述了本病发病特征。历代医家认为鼻疳多见于小儿。

## 【诊断鉴别】

1. 诊断要点：①病史：多有过敏史，挖鼻或长期流鼻涕等病史。②症状：鼻前庭及上唇皮肤瘙痒或灼热疼痛，多反复发作。小儿可伴纳呆、腹胀哭啼、烦躁不安等症状。③检查：鼻前庭及上唇皮肤红肿糜烂、渗液、结痂，或见局部暗红，皮肤粗糙、皲裂、脱屑。

**2. 鉴别诊断：**

**鼻疔与鼻疳鉴别表**

| | 鼻疔 | 鼻疳 |
|---|---|---|
| 病史 | 多有挖鼻或拔鼻毛史 | 多有过敏史，挖鼻或长期流鼻涕等病史 |
| 症状特点 | 鼻部疼痛，成脓时呈跳痛 | 鼻前庭及上唇皮肤瘙痒或灼热疼痛，多反复发作 |
| 检查 | 鼻前庭或鼻尖、鼻翼处呈粟粒状隆起，周围发红、发硬，触之痛甚；成熟后，顶见黄白色脓点 | 鼻前庭及上唇皮肤红肿、糜烂、渗液、结痂，或见局部黯红，皮肤粗糙、皲裂、脱屑 |

## 【预防调养要点】

（1）未病时应注意卫生，戒除挖鼻、拔鼻毛等不良习惯，尤其是儿童。凡有鼻窦炎、过敏性鼻炎、婴儿湿疹者应格外注意局部的干净与干燥，保持鼻部及其周围清洁，注意不要挖鼻。

（2）积极治疗鼻病、争取彻底治愈，避免涕液浸渍鼻窍肌肤。

（3）发病期间避免反复揉擦抓挠鼻部，忌用热水或肥皂水洗涤鼻部。

（4）按时更换外用药，按时进服内服药。

（5）发病期间忌食辛辣炙烤之品，忌酒类、水产品。因辛辣、煎炒食物辛香燥热，鱼虾食品性腥重浊，易致风热湿邪集聚，不利于此病的痊愈，避免长期处于潮湿、高温的环境中。

（6）小儿患者反复发作，须辨明患儿是否为脾胃湿热、食积生热导致疾病迁延不愈。

**【预后转归】**

（1）本病为临床常见病，中医药防治具有一定的优势，尤其对于局部皮肤糜烂、渗液、结痂长期不愈，或皮肤增厚、皲裂、脱屑者，辨证运用中药内治配合适当的外治法常能取得较好的疗效，值得重视。

（2）治疗本病须重视整体情况，若长期流涕刺激皮肤，不解决流涕的问题而单纯治疗鼻疳则难以收效，即使暂时好转也容易复发，因此必须同时治疗引起鼻部流涕的疾病。

# 鼻槁

鼻槁是指由于燥邪犯鼻，或肺肾阴虚、脾气虚弱、痰瘀阻络所致鼻失滋养，以鼻内干燥感，鼻塞，鼻黏膜萎缩，甚至鼻甲骨萎缩，鼻腔宽大为主要特征的慢性鼻病。

本病女性患者稍多于男性，有明显的地区和种族分布差异。到20世纪80年代以后，我国各地的发病率已明显减低，但发展中国家的发病率仍较高，这与营养条件、生活水平、经济程度等有关。[1] 自然地理条件也有影响，如高原发病率高，沿海、平原地区地低。

西医学的干燥性鼻炎和萎缩性鼻炎等疾病可参考本病进行辨证论治。

## 【病因病机】

主要是肺脾肾气阴不足，或兼邪毒滞留；病之早期可有本虚标实，后期可出现痰瘀阻络之证。鼻槁病情发展缓慢，燥邪犯肺，肺津受损主要见于病之早期；因脏腑失调，或脾胃、肝胆湿浊郁

[1] 熊大经，李凡成．今日中医耳鼻喉科［M］．北京：人民卫生出版社，2011.4：207.

火熏蒸鼻窍，津液受损，渐则肺阴亏耗，肺病及肾，发展为肺肾阴虚，虚火上炎，或脾不健运、鼻窍失养等证；病程较长者，因“久病入络”，鼻窍失养，邪毒久滞，鼻窍经络瘀滞痹阻，而转为痰瘀互结之虚实夹杂证。

鼻槁一词，最早见于《灵枢·寒热病》说：“皮寒热者，不可附席，毛发焦，鼻槁腊，不得汗，取三阳之络，以补手太阴。”其中“槁腊”是同义复词，鼻槁腊，即鼻中干燥，是皮寒热病症状之一。《圣济总录·卷第一百一十六》曰：“若肺受风邪，与正气相搏，热气加之，不得宣通，则为出纳者窒矣。其窍既窒，而气之鼓作无已，所以干燥而痛也。”认为风邪入肺可以化燥伤鼻，致鼻内干燥疼痛。

## 【诊断鉴别】

**1. 诊断要点：**①病史：可有有害粉尘、气体长期刺激史。②症状：鼻内干燥，甚则鼻咽干燥感，可有灼热微痛、鼻塞、嗅觉减退、鼻气腥臭、脓涕鼻痂多。③检查：鼻黏膜萎缩，鼻腔宽大，鼻道内见有黄绿色浓稠鼻涕潴留或有黑褐色鼻痂，自幼发病者可影响鼻部发育，而呈鞍鼻，鼻梁宽而平。

**2. 鉴别诊断：**本病须与鼻梅毒相鉴别，后天各期梅毒均可发生于鼻外部。梅毒初期很少发生于鼻外部，二期梅毒的皮疹可发于鼻翼部，初为发硬、无痛梅毒瘤，多发生于鼻中隔后骨部，渐破溃成深溃疡，形成鼻中隔穿孔，干燥、结痂，多有塌鼻畸形。患者有不洁性交史，梅毒血清反应阳性。

【预防调养要点】

（1）保持鼻窍清洁湿润，清除鼻内积涕或痂皮。经常清洁鼻内痂皮脓涕，可以保持鼻腔的通气，并去除鼻内之腥臭气味。

（2）加强营养，多吃蔬菜水果、动物肝脏、豆类等食物，少食辛辣炙煿的食物，同时应戒酒。因营养不足，素体虚弱者易受外邪之侵袭，使肺脾肾虚损不足、津液枯竭则易发生此病；若吃辛辣炙煿，则易致肺热胃热，导致进一步伤阴，而加重本病，故应重视其内因或外因，增强体质，注重饮食调理，可促使病情好转。

（3）引起本病的因素较多，包括全身性因素，如内分泌失调、维生素缺乏等，因此需要防治全身慢性疾患，锻炼身体，增强体质，预防感冒，达到防治本病的目的。

（4）各类鼻部疾病长期不愈，如鼻窒因鼻甲肌膜长期肿胀，压迫鼻内血脉，使鼻内瘀血，以致黏膜萎缩；或慢性鼻渊，鼻窍肌膜长期受脓液的刺激，肌膜营养发生障碍以致萎缩，故应增强体质，积极防治各种急慢性鼻部疾病。

（5）避免长时间处于干燥、阴冷的环境，注意劳动保护，改善工作环境，加强卫生管理，减少粉尘吸入，室内经常洒水，保持空气湿润。在高温、粉尘多的环境一定要采取降温、除尘、通风等措施，使空气湿润等。工人们应做好个人防护，如上班前鼻腔内滴中药油剂，下班后用生理盐水冲洗鼻腔，粉尘多时坚持戴口罩等。

（6）鼻部各类慢性炎症的患者，应注意适当使用血管收缩剂，以免鼻黏膜长期受药物的刺激，使黏膜的营养发生障碍而萎缩，发为本病。

（7）避免使用对鼻黏膜有刺激性的药物。

（8）干燥的秋冬季节或干燥的地域，可用加湿器以增加空气湿度。

（9）萎缩性鼻炎患者的饮食，一般宜清淡，平时忌燥热之品。可作为饮食治疗的药物及食物有玉竹、沙参、百合、生地黄、雪耳、白果、川贝母、罗汉果、胡萝卜、白茅根、西洋参、冬虫夏草、杏仁、猪肺、蜂蜜、山药、莲子等。

（10）鼻槁患者，因鼻内血液循环受到障碍，黏膜的营养已发生障碍萎缩，故禁用血管收缩剂滴鼻。

（11）清除脓痂时应注意动作轻柔，避免暴力损伤鼻窍肌络以致出血。

**【临床常用中医预防调养法】**

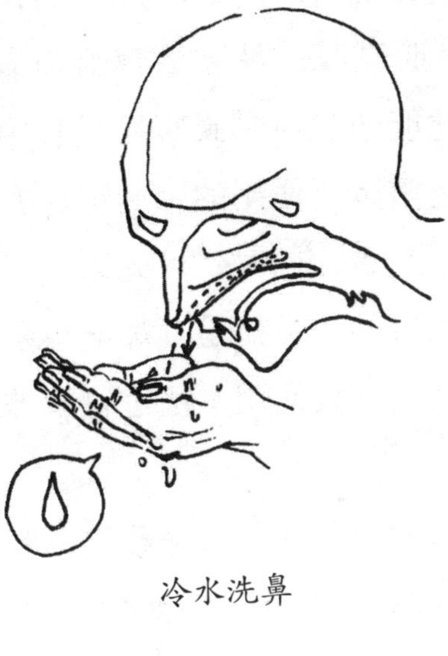

冷水洗鼻

**1. 冷水洗鼻**：冷水洗鼻要求每天早晨起床刷牙后先冷水洗脸，适应后用毛巾将冷水兜起到鼻部轻缓吸入，达到鼻咽部后快速擤出，如此反复30次。初试者可循序渐进，开始每天3～5次。脓痂、脓涕较多时可每日冲洗，每日3次。

**按**：此法源于毛得宏教授临床经验，适用于多种鼻科疾病，本病患者鼻腔宽大，内附有大量脓性痂壳，予以冷水洗鼻可以冲洗鼻腔内的痂壳、带走鼻腔内秽浊之物。本病多为病程日久，精气亏耗，每日晨起阳气升发之时，予以冷水洗鼻可以激发一身之阳，培扶正气，增强鼻腔局部的抗病能力。

鼻槁患者鼻腔干燥，多有大量脓痂附着于鼻腔内，病程日久瘀毒互结，因此鼻槁患者可在鼻腔冲洗净脓痂后，再以凉血化瘀通窍类植物油滴鼻以润泽鼻腔，同时油中的药物成分可以直接作用于鼻腔黏膜。

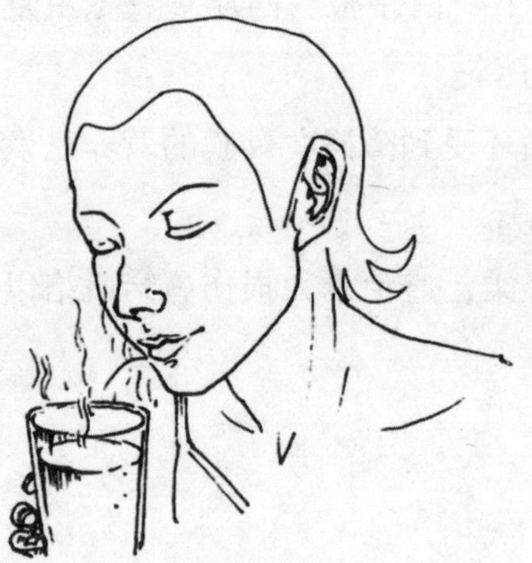

中药熏鼻

**2. 中药熏鼻：**沙参、麦冬、丹皮、赤芍、薄荷、生地、鱼腥草、石斛各10g，水煎诸药后以蒸汽熏蒸鼻部，每日3次，每次20分钟。

**按：**本法药物采用清热凉血，滋阴润燥的药物为主，佐以通窍之品。中药熏蒸能够借助蒸汽散发及呼吸作用，使中药广泛的作用于鼻腔黏膜；鼻腔黏膜给药能够避开肠肝代谢，直接吸收药物，因此能通过鼻黏膜直接吸收中药当中的成分，增强局部疗效。另中药熏蒸所使用的中药组成并不拘泥于本方，本病患者在服用中药汤剂治疗同时，可先以口服中药汤剂熏蒸鼻部，同样能达到增效的目的。鼻槁是耳鼻喉科疾病中的慢性疾病，属本虚标实，病情固结，故使用本法进行调养重在坚持。

**3. 润滑鼻腔：**将适量薄荷放入蓖麻油中煎炸，去除药物，麻油装瓶，滴鼻润泽鼻腔，此法可在冷水洗鼻洗去鼻腔脓痂后用。

**按：**本病以鼻腔干燥为主要特征，薄荷芳香通窍，加入蓖麻油中可滋润鼻腔，两者合用有通窍润滑之效。

**4. 点压法：** 搓热双手，双手食指或者中指，放于双迎香处，徐徐循按，直至得气时，局部感到酸、麻、胀、痛等感觉，再由轻到重用力，逐渐增加按压局部，以局部微微发热为度，每日 3 次，每次 36 下，再以同法按压印堂穴。

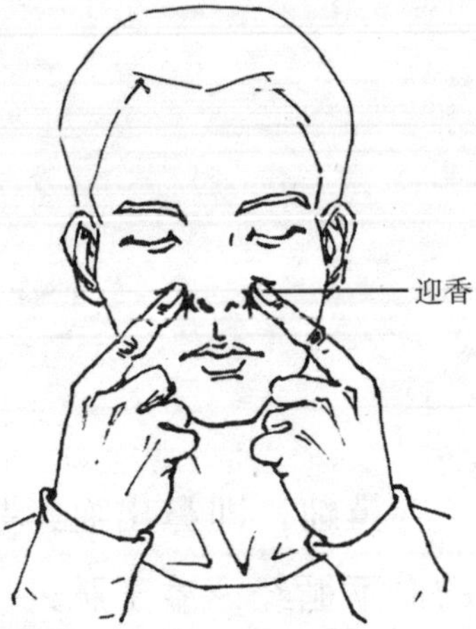

点压法

**按：** 迎香穴、印堂穴为治疗鼻病要穴，毛得宏教授认为迎香穴具有活血通窍之效，印堂穴可促进血液循环，筋膜再生，两穴配合使用可达到祛瘀生新通窍之效，操作时施加压力要稳重和缓，不宜用迅猛暴力，以免造成局部皮肤破损。

## 【预后与转归】

本病一般病程长，缠绵难愈。积极的中西医结合治疗，尤其是中医的整体疗法，可以明显地改善患者的症状和体征。部分患者可并发喉痹、耳鸣及听力减退。年幼患病，长期不愈者，可致外鼻畸形。

# 鼻衄

鼻衄，即鼻出血，是因热伤血络或脏腑虚损、气不摄血所致的血不循经，溢于脉外、以鼻窍出血为临床特征的病症，是鼻科较常见的急症之一，亦是鼻部疾病或多种全身疾病常见的一个伴随症状。好发于青少年，可发生于任何年龄和鼻部的任何部位。利特尔区是鼻出血最常见的部位。婴幼儿鼻出血相对少见（因不足 2 岁者，其鼻中隔利特尔区尚无特殊血管结构；2 岁时，该处才渐有岛状血管丛形成；3 岁以后，方形成扇形血管网；10 岁以后始有血管曲张）；小儿和青少年鼻出血大多在鼻中隔前下部，即利特尔区，而 40 岁以上的中年人或老年人则以鼻腔后部出血为多。男女发病比例无明显差别，发病以气候干燥、炎热时多见，高原地区多于平原地区。

西医学鼻出血可以参考本病进行辨证施治。

## 【病因病机】

鼻衄可分为虚、实两类。实证者，多因火热上逆，可由于肺、胃、肝、心经相应的热证，迫血妄行而致，一般实火所致者，出血势头较为凶猛，出血量多，血色鲜红；虚证者，多因阴虚火旺或气不摄血而致，多伴有阴虚火旺的兼证，出血较为缓和，出血量较少，但易反复出血，血色深红。

鼻衄一证最早见于《黄帝内经》，如《灵枢·百病始生》中记载有“阳络伤则血外溢，血外溢则衄血”。在《素问·气厥论》中说“脾移热于肝，则为惊衄”，论述了鼻衄与脏腑之热的关系。

## 【诊断鉴别】

**1. 诊断要点：**①病史：询问有无鼻外伤或全身各系统病史。②症状：以鼻腔出血为主要症状，多为单侧出血，亦可见双侧。轻者仅涕中带血；较重者点滴而下或渗渗而出；严重者口鼻俱出，量大势猛，甚至出现休克。反复出血则可导致贫血。③检查：鼻镜下寻找出血点或渗血面。鼻腔任何部位均可出血，但鼻中隔前下方易出血区、鼻腔后部的鼻—鼻咽静脉丛、鼻中隔后上方等为鼻衄好发部位。必要时可进行血液系统、心血管系统、头颈部影像学等方面的检查。

**2. 鉴别诊断：**本病需与呕血及咯血相鉴别

（1）呕血：由胃或食管而来，从口而出，随呕吐而出，其血色紫暗，夹有食物残渣，检查上腹部疼痛，鼻腔无出血点。

（2）咯血：肺络受损的咳血症状，其血必经气道随咳嗽而出，痰血相兼，或是痰中带有血丝，血色多鲜红或带有泡沫，鼻腔检查无出血点。

## 【预防调养要点】

（1）尤其是处于干燥的环境中，鼻腔容易干燥结痂，应保持鼻腔湿润，防止燥邪入侵致病。

（2）忌食辛辣刺激之品，宜多食蔬菜水果，并保鼻腔湿润，防止外邪入侵。

（3）应戒除挖鼻的不良习惯，以避免损伤鼻部血管引发本病。

（4）患有过敏性鼻炎的小儿，因反复鼻痒，易搔抓出血，须积极治疗原发病。

（5）鼻衄患者多精神紧张、烦躁易怒，因此，患者应保持情绪安定，使之避免精神刺激和过度劳累。

（6）对于鼻衄的患者，一般采取坐位和半卧位，有休克表现的，应采用平卧低头位。

（7）嘱患者尽量将血液经口鼻排出勿将血液咽下或误吸，以免刺激胃肠或阻塞气道引起窒息。

（8）对于休克的患者，患者往往全身汗出，甚至大汗淋漓，应及时更换衣物注意保暖，避免受凉，从而导致病情加重。

（9）长期反复出血者应注意排除血液疾病、内分泌性疾病等全身疾病，以及鼻部肿瘤等局部相关疾病。小儿、青少年反复鼻出血者应于医院行检查，排除鼻腔黏膜糜烂、鼻中隔偏曲等鼻部疾病。

（10）保持大便通畅，特别是年老患者可因大便干结，用力时鼻腔血管压力增大引发鼻出血。

（11）小儿鼻出血简易止血方法，用同一力度压迫鼻翼易出血区超过5分钟，也可冷敷前额及后颈部止血。

（12）老年性鼻出血，注意排除高血压等基础疾病，以及平素保持鼻腔湿润。

（13）饮食宜清淡和清润，煎炸、辛辣等食品应属禁忌之品，以绝内生火热伤及阴液。临床上鼻衄缓解期药膳疗法通常以补益为主，润肺、补脾、补肾。

（14）出血持续不止或出血量大时，若出现意识模糊、心慌、冷汗淋漓、四肢厥冷等症状，须警惕有无休克，应及时送医抢救。

（15）若出现晨起回吸涕中带血者，须到医院就诊排除鼻咽癌或其他鼻咽部病变。

（16）在出血过程中少部分患者可能会出现出血停止的情况，须警惕血容量减少、血压下降表现为出血停止的假象，须诊查全身情况，如有口渴、烦躁、面色苍白等全身循环衰竭，应立即送医治疗。

（17）小儿鼻出血患者须警惕小儿鼻异物，追溯既往有无鼻异物病史，必要时须到医院就诊。

**【临床常用中医预防调养法】**

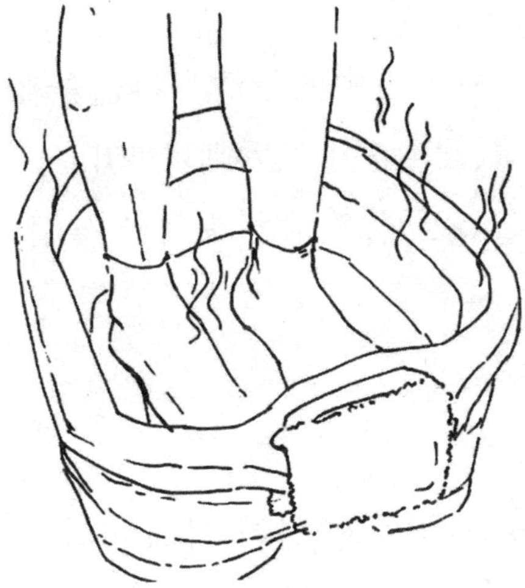
浴足法

**1. 浴足法：**将热水倒入足浴盆中，没过脚踝，睡前进行，每日1次，每次30分钟。自觉全身微微出汗为度，注意温度一般控制在38℃～45℃为宜，避免烫伤皮肤，以防水温太热，汗出过多，耗伤津液。饭前、饭后30分钟内不宜进行浴足，浴足时可使血管扩张、下肢血容量增加，造成胃肠及血供减少，引起消化不良。浴足时以全身微微汗出为度。

**按：**虚火上炎的患者，因虚阳上浮熏蒸鼻窍经络则血溢脉外，而致鼻衄，每日以温水浴足能达到引火下行，潜阳之效，虚火下行则鼻衄自止。另可根据患者个体体质辨识加用合适的药物进行浴足，如阳虚者加用艾叶、附子。

**2. 蜂蜜涂鼻**：以棉签蘸取适量蜂蜜涂抹于患处，每日 1 次。

**按**：蜂蜜味甘、性平，内服有补中益气、润燥止咳、润肠通便、解毒的功效；外用可生肌敛疮。适用于鼻黏膜糜烂者。

**3. 鸡蛋清涂鼻**：以棉签蘸取适量鸡蛋清涂抹于患处，每日 1 次。将剩余鸡蛋清存于冰箱后备用。

**按**：蛋清中含有促凝因子，也可在局部形成保护膜形成物理保护避免局部刺激从而促进鼻腔黏膜修复。

**4. 血余炭吹鼻**：将适量血余炭研磨成末，带槽的折纸或吸管将药物送入鼻腔中，吹送药物时暂时屏气，避免吸入肺中。

**按**：血余炭性苦、平，归肝、胃经，具有收敛止血、化瘀、利尿的功效，不仅口服有治疗鼻衄的效果，配合局部使用能增强止血的功效。

**5. 薄荷加鸡蛋清滴鼻**：取适量一枚鸡蛋中的蛋清，将适量薄荷完全浸泡入蛋清中，放入冰箱中冷藏浸泡 3 小时后则可使用。

**按**：鸡蛋清能促进鼻腔黏膜修复，薄荷有清利头目的作用，能增加患者舒适性。

## 【预后转归】

（1）一般的鼻出血经及时、有效的治疗后症状和体征可较快消失，后再针对病因进行全身调理，预后良好。

（2）但若失治误治，或病情缠绵不愈，反复出血，可致气血两虚，导致全身其他系统功能紊乱引起贫血，从而影响患者的正常生活和工作；甚至会因为大量出血而引起休克，乃至死亡。

（3）剧烈的鼻出血是种危急重症，有时甚至危害患者的生命安全，救治不及时，可出现亡阴亡阳表现，甚至可出现阴竭阳脱而死亡，所以在治疗上应及时、迅速、有效，并给予足够的重视。

（4）当出现呼吸循环衰竭的时候，应马上给予有效的对症处理，才能挽救患者的生命。

# 鼻鼽

鼻鼽（qiú）是以反复发作阵发性鼻痒、喷嚏、流清涕、鼻塞为特征的鼻病，以鼻黏膜苍白为典型体征，是发生在鼻腔的Ⅰ型变态反应性疾病。临床常伴发嗅觉减退、还可有耳、眼、咽喉部痒感及头痛等。

本病为常见病、多发病，可分为常年性或季节性发作，可引起继发性鼻渊、喉痹、哮喘等，病程久者可继发鼻息肉。鼻鼽的发病与个人体质和环境因素两方面有关，随着城市化、工业化的发展，近年来变应性鼻炎发病率呈明显增加趋势，已成为全球性的健康问题。[1]

西医学的变态反应性鼻炎、血管运动性鼻炎、嗜酸性粒细胞增多症可参照“鼻鼽”进行诊治。

## 【病因病机】

鼻鼽内因多为禀质特异、脏腑功能不足（肺、脾、肾气虚或肺经伏热），外因多为异气、风寒等刺激侵袭鼻窍。肺开窍于鼻，

［1］ 熊大经，李凡成．今日中医耳鼻喉科［M］．北京：人民卫生出版社，2011.4：231.

本病涉及脏腑主要在肺，但也涉及脾、肾两脏。另外恣食辛辣、煎炒、油腻，或食鱼虾荤腥，久而蕴热。肺经伏热，上蒸鼻窍，亦可发作鼻鼽。

鼻鼽的症状描述，可追溯到西周，《礼记·月令》中有“秋季行夏令，则其国大水，冬藏殃败，民多鼽涕”。《黄帝内经》出现“鼻鼽”这一病名，如《素问·脉解》曰：“所谓客孙脉，则头痛鼻鼽腹肿者，阳明并于上，上者则其孙络太阴也，故头痛鼻鼽腹肿也。”

**【诊断鉴别】**

**1. 诊断要点：**①病史：可有个人或家族过敏性疾病史。②症状：突然和发作性的鼻痒、喷嚏、流清稀为主要症状，部分患者有鼻塞，嗅觉减退，眼痒，哮喘等症。③检查：鼻腔检查黏膜多为苍白、淡白、淡紫色或色红，双下鼻甲水肿，鼻腔可见清涕。

**2. 鉴别诊断：**

**鼻鼽与鼻伤风鼻塞鉴别表**

| | 鼻鼽 | 伤风鼻塞 |
|---|---|---|
| 病史 | 有过敏病史 | 有外感病史 |
| 症状特点 | ①发病快，消失快，症状消失后则如常态，发作时间短，往往数小时即减轻或消失<br>②一般无发热，恶寒等全身症状 | ①发病渐起，消失亦慢，需数天而愈<br>②全身症状较重，可见发热、恶寒头痛、咳嗽等症状 |
| 检查 | ①鼻黏膜多为苍白，水肿<br>②鼻涕清稀、水样<br>③部分患者过敏原检查阳性 | ①鼻黏膜多为充血、红肿<br>②初起鼻涕清稀，后变为黏性或黏脓性 |

【预防调养要点】

（1）积极宣教，预防为主，尽量远离各种过敏原，这是最根本预防措施。本病具有慢性迁延、反复发作的特征，对生活、学习均有不良影响。

（2）尽量避免已知的变应原，如：尘螨、蟑螂、花粉、羽毛、宠物、鱼虾、海鲜、兽毛、蚕丝等。

（3）对于季节性过敏性鼻炎，可以于发病季节前二至三周预防性用药。

（4）孕妇怀孕期间避免接触烟草，同时夫妻双方也需戒烟。

（5）婴幼儿时期尽量保证母乳喂养，增强小儿抵抗力。

（6）做好室内清洁，保持室内通风、被褥干燥，尽量不使用地毯等。

（7）尽量采用绿色环保材料，避免装修污染。

（8）因本病主要责之于肺脾肾虚，因此在缓解期主要是通过重视顾护阳气、饮食调理，如少食用冰凉食品或较寒性食物，避免接触冷空气，在发作期间尽量少食肉、蛋、奶等蛋白质含量较高的食物，加强自身锻炼激发自身阳气，减少发病次数，或降低发作程度。

（9）本病及时治疗可较好的控制症状发作，处于发作期时应及时就医，避免病情进一步发展。

（10）因上呼吸道及下呼吸道为同一气道，此病反复发作，引起下呼吸道高反应性，须警惕发展为哮喘。

（11）若小儿反复发作应考虑是否脾胃虚弱，调其根本增强患儿体质，防止本病反复发作。

## 【临床常用中医预防调养法】

**1. 冷水洗鼻：**冷水洗鼻要求每天早晨起床刷牙后先冷水洗脸，适应后用毛巾将冷水兜起到鼻部轻缓吸入，达到鼻咽部后快速擤出，初试者可循序渐进，开始每日 3 ～ 5 次，如此反复达到每日 30 次。

**按：**本法源自毛得宏教授经验，《灵枢·口问》曰："人之嚏者，何气使然？岐伯曰：阳气和利，满于心，出于鼻，故为嚏。"阳气虚致使卫外不固，风寒、异气乘虚而入，寒饮内停，正邪交争而喷嚏连连；人体没有足够的阳气与外邪抗争，致使以风邪为主的外邪乘虚而入，阳气不能正常温化水液，津液运行输布不畅而溢于鼻道，鼻窍脉道不利，从而产生变应性鼻炎典型的临床症状。鼻腔是人体抗病防病的重要基地，也可能成为"藏污纳垢"之地。我们在临床治疗变应性鼻炎患者时，嘱患者坚持每日晨起冷水洗鼻。

一是可以洗去鼻腔内所存污垢，清除过多鼻分泌物，降低病菌数目，提供适宜的温度和湿度，使呼吸通畅，而且能增强鼻窍及上呼吸道对外界寒冷空气的适应能力，构筑一道抵御冷空气侵袭的屏障，有利于预防疾病；二是在冷水洗鼻时鼻腔内的黏膜和肌肉都经历了收缩—扩张—收缩的过程，反复锻炼可以有效增强鼻腔的舒缩功能，而鼻又通七窍，因此，冷水洗鼻有明目、聪耳、醒脑，增强机体免疫力的功效。

在治疗变应性鼻炎时辨证遣方、对症用药，再配合晨起冷水洗鼻后擦拭迎香穴，晚上热水足浴，往往效果迅速，疗效显著，且患者接受性强。冷水洗鼻和热水浴足是基于阴阳互藏交感理论。晨起阳气初发之时，阳气亏虚则升发无力，故用属阴的冷水清洗鼻腔，以激发身体阳气，使得阳得阴助而生化无穷；晚上阴气较盛，变应性鼻炎患者的症状往往会加重，故用属阳的热水足浴，使阴得阳助而泉源不断，根据阴阳互生理论，同时也起到了提升阳气、固护阳气的作用。

**2. 热水浴足：**热水足浴于每晚睡前进行，水温以患者能耐受为度，水温下降可持续添加热水以维持温度，足浴时间建议达到30分钟，以全身发热微微汗出为佳。以上方法取效的关键还在于持之以恒，不可间断。

**按：**肾阳为一身阳气之本，“五脏之阳气，非此不能发”，能推动和激发脏腑经络的各种机能，温煦全身的脏腑官窍。鼻鼽多为长年性，鼻痒不适，喷嚏连连。肾主水藏精，主纳气，肾气充沛，摄纳正常，呼吸之气方可由肺气肃降而下纳于肾，肺鼻方才通和；若肾精不足，气不归元，肾失摄纳，气浮于上可致喷嚏频作；若肾阳气不足，阳虚不能温化水湿，寒水上泛，则致鼻流清涕不止。足能反映身体及器官的健康，足底有很多穴位和脏腑的反射区，坚持用热水浴足可促进气血运行，疏通经络，解表散寒。涌泉穴是足少阴肾经的常用腧穴之一，为全身最下部的腧穴，是肾经的首穴。《黄帝内经》记载有“肾出于涌泉，涌泉者足心也”，其意是指肾经之气犹如源泉之水，来源于足下，涌出灌溉周身四肢各处，所以坚持热水浴足刺激涌泉穴能够达到温补肾阳的效果。坚持治疗可令阳气旺盛，表卫充固，鼻窍通畅，外邪不侵。

**3. 按摩迎香穴**[1]**：**晨起洗鼻后用冷毛巾擦拭迎香穴60次，力度不能太轻，轻重以不伤皮肤而又能将双侧迎香穴皮肤擦红擦热为度。

**按：**迎香穴又名“冲阳之穴”，其穴位功能为交换大肠经与胃经的天部之气，接受阳明胃经的破浊之气并向胃经输送大肠经的

[1] 刘春燕，喻松仁，邓铮铮．谢强用“治未病”思想防治变应性鼻炎经验[J]．江西中医药，2008，39（12）：15-16.

清阳之气，所以坚持用冷毛巾擦拭迎香穴，具有按摩刺激穴位的作用，可以通阳开窍散邪，辅助治疗变应性鼻炎。此外，晋代《针灸甲乙经》有“鼻鼽不利……迎香主之”的记载，提示迎香穴对鼻鼽的治疗有重要作用。

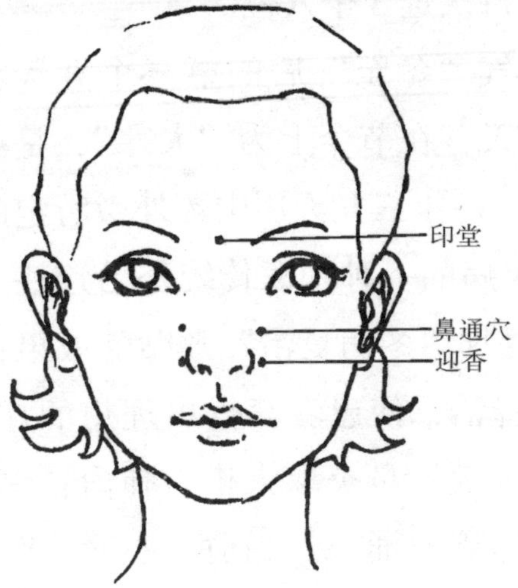


鼻保健操

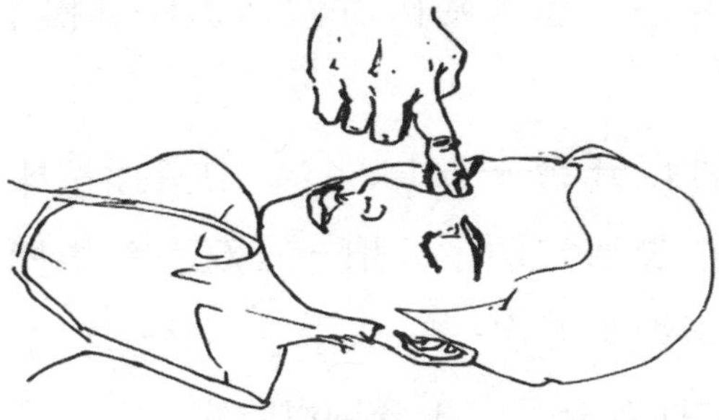

按摩印堂

**4. 鼻保健操：**①按摩印堂穴：用拇指或食指或中指的指腹点按印堂穴（两眉间），用力加压3秒，反复36次。②按摩鼻通穴：用两手的中指或食指点按鼻通穴（鼻根两侧，眼内眦下0.5寸处）力度适中，反复36次。③按摩迎香穴：用两手的中指或食指点按迎香穴（鼻翼旁的鼻唇沟凹陷处）力度适中，反复36次。④鼻外按摩：用两手的中指和食指夹住鼻根两侧，同时用力向下拉，由上至下连拉12次。

**按：**本按摩疗法主要是通过鼻部按摩，疏通面部经络，促进气血畅通，以达到宣泄浊邪、通利鼻窍的作用。通过刺激鼻腔内交感神经和副交感神经，增强鼻黏膜血管收缩扩张弹性，促进鼻黏膜的自我修复；使其神经兴奋或镇静，振奋精神，或解除疲劳，从而达到安抚神经的目的，逐步减少或消除刺激性反应，也就是减少或消除因鼻部刺激产生的打喷嚏的现象。

**5. 三九贴：**主要药物由白芥子、细辛、元胡、干姜、王不留行、桔梗等按比例研磨而成。在每年三九及三伏天期间，预约患者进行治疗。将药粉与蜂蜜混合调至糊状，取1分硬币大小置于专用敷贴中央，贴于选取穴位上，在伏九期间一九（伏）、二九（伏）、三九（伏）分别贴一次，每次选3个穴位。

**按：**“三九”即为二十四节气“冬至”后的第三个九天，即“冬至”后的第十九天到二十七天，在节令上为“大寒”，是一年中最冷的日子。“三九敷贴”指在每年三九天用中药外敷特定的穴位，已达到祛除和预防呼吸道疾病的一种中医传统外治疗法。冬季用药物敷贴穴位不仅能巩固夏日“冬病夏治”敷贴的效果，还能控制疾病的发作，达到冬夏皆治，使患者获得更理想的疗效。根据辨病、辨证选取穴位，如过敏性鼻炎取大椎、肺俞、膈俞、肾俞、膏肓、足三里穴；耳鸣耳聋取涌泉、膈俞、心俞、肝俞、脾俞、肾俞、中脘、关元、内关、三阴交穴。

**6. 鼻部按摩：**每次医者推拿后，患者随医者做训练保健操1次，并遵医嘱每日自行练习3次。

具体步骤：黄蜂入洞1分钟以开窍——手、食、中指揉按印堂穴两个8拍——双手食指揉按鼻通穴两个8拍——双手食指揉按迎香穴两个8拍——手拇食指捏鼻8次——双手中指擦鼻翼至发热——撞大椎穴至发热——按揉双合谷穴1分钟以收窍。

出自《鼻鼽推拿术治疗儿童鼻鼽疗效临床研究》所介绍之经验。

**按：**鼻推拿术中的脏腑按摩主要作用在任督二脉、俞募穴上。督脉为阳脉之海，统督一身之阳气，任脉为阴脉之海，统领一身之阴，任脉与督脉共同构成阴阳循环的体系。任督经脉相通，经气汇合流通畅利，对于五脏六腑、十二经脉都起着重要的影响。

任督二脉的经气运行调和，升降有常，环周有序，是脾胃等脏腑气机正常运行的内在动力。背俞穴均位于背腰部足太阳膀胱经第一侧线上，大体依脏腑位置的低而上下排列，并分别冠以脏腑之名。募穴均位于胸腹部有关经脉上，其位置与其相应脏腑所处部位相近。背俞穴常与募穴相配伍，治疗脏腑疾病。

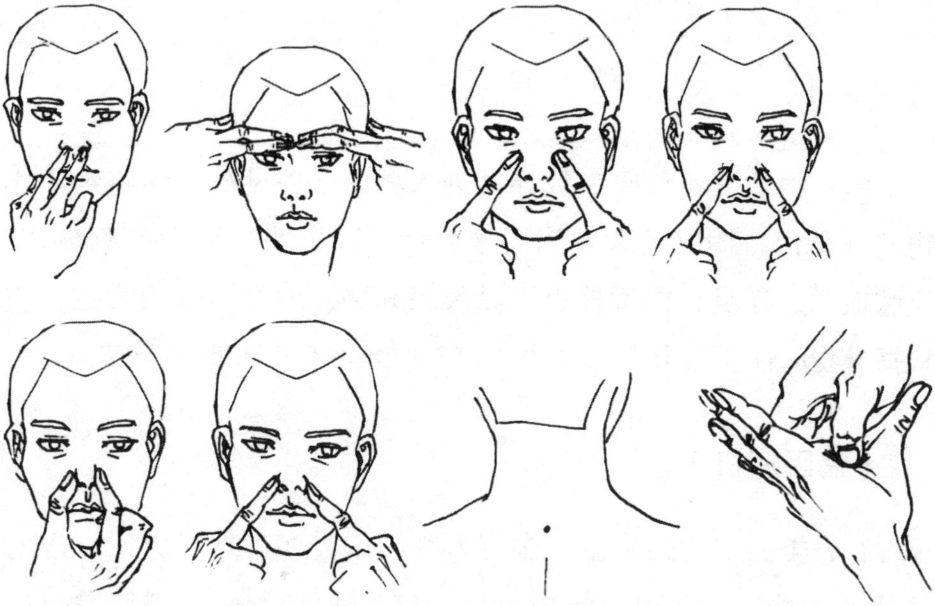

鼻部按摩

## 【预后转归】

（1）鼻鼽属发作性疾患，反复发作，迁延不愈，而且与体质因素有关彻底治愈较难。但若坚持治疗，对于控制发作，减轻病状，预防并发症的发生有着积极的意义。

（2）鼻鼽治疗及时，坚持治疗，多数能够控制疾病发作。若不重视治疗，则易并发鼻息肉、鼻渊等病。

（3）鼻鼽因是体质差异而发病，临床上可以控制症状，减轻发作、甚至部分患者可以达到长期不发作的状态。

# 鼻 异 物

鼻异物是因各种原因致异物进入鼻内，多见小儿误将细小之物塞入鼻内，搁置较久发病而来就诊。其主要特征为单侧鼻塞，流脓血涕，秽臭，内镜检查可见鼻腔异物。治疗以外治为主，应根据异物的性质、形态、大小、位置而采取相应的取出方法。

## 【病因病机】

**1. 分类：**本病的发生，多有人为因素，亦有外界因素。常见异物有3类：①动物类异物包括：蚊、蝇、蟑螂、飞蛾、蚂蚁、水蛭、蛆等。其进入鼻腔的小动物，多在夜间睡觉等情况下进入鼻腔内，在鼻腔爬行、骚动而致病。②植物类异物包括：谷类、豆类、小果核等。多因小儿误将异物塞入鼻腔，这类异物遇水体积膨胀，可阻塞鼻道而为病。③非生物类异物包括：纽扣、玩具、珠子、小石块、火柴棒、纸团、铁屑、木屑、小玻璃球、断棉签、树枝等。其可损伤外鼻黏膜，若为较大异物压迫鼻腔，使局部皮肤受损或脉络不通而致病。

**2. 异物进入鼻腔有以下几种情况：**①自行塞入，多见于小儿，因好奇将细小的玩具、纸团、豆类等塞入鼻腔。②昆虫误入，多见于睡眠及野外露营时。③进食呛入，进食过程中，因喷嚏、咳嗽或说话，食物未经口腔、食道咽下，而经颃颡（鼻咽部）误入鼻腔。④颌面部创伤时，异物经伤口进入鼻腔。

**【诊断鉴别】**

**1. 诊断要点：**①病史：有异物入鼻病史。②症状：单侧鼻塞，脓涕带血，有臭味。若异物进入位置较深，损伤部位较广时，可有鼻出血，头痛等。③检查：鼻腔检查可见异物，疑有金属异物，可予以 X 线照片，儿童异物多嵌在下鼻道前端；纱条、棉条等多在鼻顶部及后上方。

**2. 鉴别诊断：**婴幼儿不能明确提供异物入鼻史者，应注意与鼻渊相鉴别。

**【预防调养要点】**

（1）家长应加强对小儿的看护，教育小孩不要将物体放入鼻内。

（2）家长应保持对小儿鼻腔异物的警惕，若发现鼻塞、流涕、鼻气臭秽等症状，要及时到医院诊治，明确鼻腔是否有异物，以免贻误病情。

（3）睡眠时及野外露营时注意做好防护措施，防止昆虫及异物进入鼻腔。

（4）发现异物进入鼻腔后，患者及家属不要慌张，嘱患者切勿慌张哭闹，以免圆形、光滑的异物滑入气道引起窒息等危险。

（5）忌自行取出鼻内异物，以免坚硬锐利的异物损伤鼻腔肌膜，或有可能误将异物推入鼻腔更深处，须立即前往医院就诊。

（6）户外空气中有异物时（如：昆虫、飞絮等），小儿尽量佩戴口罩，以免异物入鼻。

（7）若患者取异物时恐惧、哭闹、烦躁不配合，必要时可在全麻下行异物取出术。

## 【预后转归】

（1）如能及时取出异物，预后良好。

（2）如异物滞留较久，因异物大小、滞留部位等不同可导致不同的并发症。若异物较大、锋利，可能划伤鼻腔，严重者可损伤附近血管，发生鼻出血甚至引起休克；或异物携带较多病菌，可以引起继发性感染。

# 鼻渊

鼻渊系指由外邪侵袭，脏腑功能失调或脏腑虚损所致的以鼻塞、头痛、头闷、头重，鼻流浊涕，量多不止，嗅觉障碍，或喷嚏时作等为主要临床表现的鼻病。

鼻渊一病是常见病、多发病，男女发病大致相当，一年四季均可发病，冬春季节为高发期，由于空气质量下降，环境污染等因素，其发病率呈逐年上升之势，本病青少年发病率尤高，临床上常因头昏、头痛、头胀而见神疲乏力，精神不易集中，记忆力减退，躁动不安，青少年则因此而成绩下降等。由于环境的恶化，其发病年龄有下降之势，目前婴幼儿发病亦不在少数。

根据病程的长短，鼻渊可急性起病或慢性迁延。前者发病急，病程较短，以鼻流浊涕、鼻塞、头痛为主症。治疗及时一般病程在三周以内，冬春季多发。而后者多由前者误治失治转变而成，以鼻流浊涕、鼻塞或头痛，经久不愈为主症。临床上以后者更为常见，近年来有研究证实鼻腔、窦腔功能在急性发作完全控制后八周才能恢复，期间如有伤风鼻塞、鼻渊等疾患的发生，则极易造成本病的迁延。

中医防治本病有其独特优势和特点，疗效亦肯定，特别是对改善鼻塞、涕多，减轻头昏、头痛等症状有比较明显的疗效。

西医学的急、慢性鼻—鼻窦炎可参考本病辨证施治。

## 【病因病机】

本病脏腑失调，外邪侵袭，壅塞肺系，肺气失宣，邪滞鼻窍，或脏腑虚损，鼻窍失养，水湿痰浊上犯，停聚鼻窦乃本病发病的关键。其所涉及之脏腑常有肺、脾、肝胆等。本病常因外受风寒或风热而反复发作。风热犯肺，肺经壅热，血热循经蒸灼鼻窍；风寒犯肺，久郁化热，上侵鼻窍为病；若平素嗜酒厚味，湿热蕴积，或因情志不遂胆失疏泄，均可使胆火循经上犯鼻窍；平素嗜食肥甘厚味，湿热内生，湿热邪毒循经上蒸停聚窍内，蒸灼鼻窍肌膜而为病；或由久病体弱，病后失养，迁延失治而致肺脏虚损，邪毒易于滞留，上结鼻窦而为病；或因脾虚失运，气血精微化生不足，鼻窦失于濡养，邪毒久困，腐蚀肌膜而致病。

在鼻渊的预防养生方面，历代医家也有一定的见解，如《疡医大全·鼻渊门主论》说："此最宜戒怒以养阳，绝欲以养阴，断煿炙，远酒面，以防作热。然后假之以良医，滋肾清肺为君，开郁顺气为臣，补阴养血为佐，俾火息金清，降令胥行，气畅郁舒，清窍无壅，阳开阴阖，相根据相附，脏腑各司乃职，自慎以培其根，药饵以治其病，间有可愈者。"提出了本病及早治疗，注意养生，饮食有常，生活有节，则可痊愈。

## 【诊断鉴别】

**1. 诊断要点：**①病史：病史多有伤风鼻塞、过度疲劳等病史。②症状：以鼻流脓涕，量多不止为主要症状。常伴有鼻塞、嗅觉减退等症状。症状可局限于一侧，但常双侧同时发生。部分患者有明显头痛，且局限于前额、鼻根部、颌面部、头顶部、眼球后或枕后部等，疼痛有一定时间规律。③检查：a. 鼻腔检查：鼻黏膜红肿，鼻甲肥大。中鼻道、嗅裂等处可见较多脓涕。病程日久者可见中鼻甲处息肉样变或息肉；b. 前额、颌面或鼻根等部位或有红肿及压痛，实证鼻渊明显；c. 鼻窦 X 线或 CT 等影像学检查可协助诊断；d. 上颌窦穿刺冲洗有助于了解上颌窦有无病变。

**2. 鉴别诊断**：本病常可与鼻窒、鼻鼽等病相鉴别。

**鼻渊与鼻窒、鼻鼽鉴别表**

| | 鼻渊 | 鼻窒 | 鼻鼽 |
|---|---|---|---|
| 病史 | 可有外感病史 | 有反复外感病史 | 有过敏史 |
| 症状特点 | 发病渐起，症状逐渐加重，鼻塞可轻可重，以流脓涕、头痛为主要症状，症状经久不除 | 发病渐起，症状逐渐加重，交替性或持续性鼻塞，经久不除 | 发病快，症状消失亦快，阵发性鼻塞，以鼻痒、喷嚏、流清涕为主要症状，症状消失后则如常态，发作时间短往往数小时即减轻或消失 |
| 检查 | ①鼻黏膜多为红肿<br>②脓涕量多，中鼻道多见引流<br>③影像学检查鼻窦有阳性体征 | ①鼻黏膜多为红肿<br>②鼻涕黏稠、色黄量少<br>③影像学检查鼻窦无阳性体征 | ①鼻黏膜多为苍白，水肿<br>②鼻涕清稀、水样<br>③部分患者过敏原检查阳性 |

## 【预防调养要点】

（1）锻炼身体，增强体质，预防并积极治疗伤风鼻塞及喉痹、乳蛾、齿病邻近组织炎症，以防邪毒蔓延，相互影响。

（2）要保持鼻腔及鼻窦引流通畅，注意擤鼻方法，鼻塞涕多者，切忌用力擤鼻，以免鼻腔分泌物通过进入耳咽管。

（3）避风寒，防外感。对实证鼻渊亦应及时治疗，以免急性转为慢性，迁延日久难愈，或并发其他疾病。

（4）病者应注意适当休息，注意营养，实证鼻渊者戒除烟酒，忌食辛辣刺激食物。

（5）注意劳动保护，保持工作环境空气流通，工作环境粉尘多者，应戴口罩。

（6）饮食调养急性鼻—鼻窦炎多由风、热、湿等外邪引起、属实证，故饮食宜清淡，如多吃莴苣、白萝卜、大白菜等新鲜蔬菜，忌食辛辣炙煿及肥甘厚味之品，如辣椒、茴香、胡椒等，以免湿热内生，加重病情。本病总的饮食调理原则是：清泻肺、胆、脾之热。

（7）本病较重时，须及时治疗，防止本病引起周边局部咽喉、耳部、牙根的感染。

**【临床常用中医预防调养法】**

**1. 鱼酱排毒合剂冲洗鼻腔：** 不伴息肉患者，给予鱼酱排毒合剂（组成：鱼腥草、败酱草、生石膏、黄芩、苍耳子、辛夷、川芎、白芷、皂角刺、甘草）鼻内盥洗。

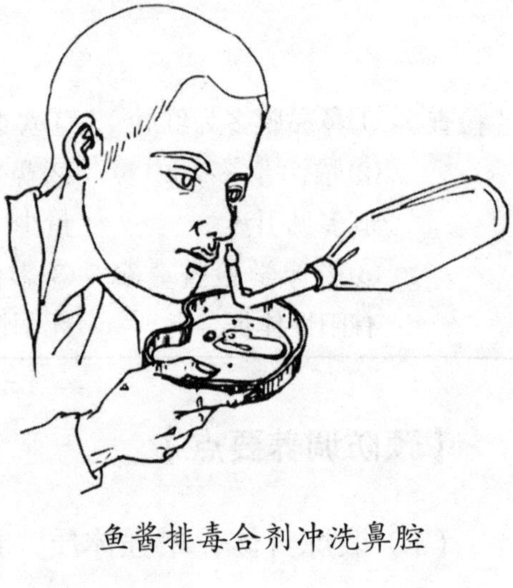

鱼酱排毒合剂冲洗鼻腔

**按**：鼻—鼻窦盥洗是利用一定的压力使鼻冲洗液流入鼻腔、鼻窦，有稀释鼻腔内黏稠的分泌物并促进其排出，软化结痂及消除黏膜肿胀，从而有效缓解鼻塞的作用。若冲洗后保留药液在窦腔内，可发挥持续作用。

中医外治法有着独特的优势，鼻—鼻窦黏膜给药具有易吸收、起效快，无肝脏首过效应，生物利用度高，使用方便的优点。临床研究表明，鼻－鼻窦黏膜给药的利用度可接近静脉注射的水平，有望替代传统的注射给药途径。随着新辅料和新技术的应用、包装以及提取技术方面的改革，鼻—鼻窦黏膜给药会有更广阔的发展前景。

**2. 按摩疗法**：用双手食指在鼻梁两侧按摩或选取迎香、合谷等穴按摩。按摩常用的穴位有迎香、太阳、攒竹、风池等，先互相摩擦两手鱼际致热后，沿鼻根两侧至迎香，上下反复按摩致热，然后用两手大拇指沿攒竹穴至太阳穴，每次 5 ～ 10 分钟。患者也可自行按摩，每日 2 ～ 3 次。

**按**：本按摩法多用于鼻塞持续、头痛头昏、嗅觉障碍、喷嚏、清涕等鼻病。通过鼻部按摩，疏通经络，畅通气血，直通鼻窍。《杂病源流犀烛 · 卷二十三》中记载有“常以手中指，与鼻梁两边揩二三十遍，令表里俱热，所谓灌溉中岳，以润于肺也”。

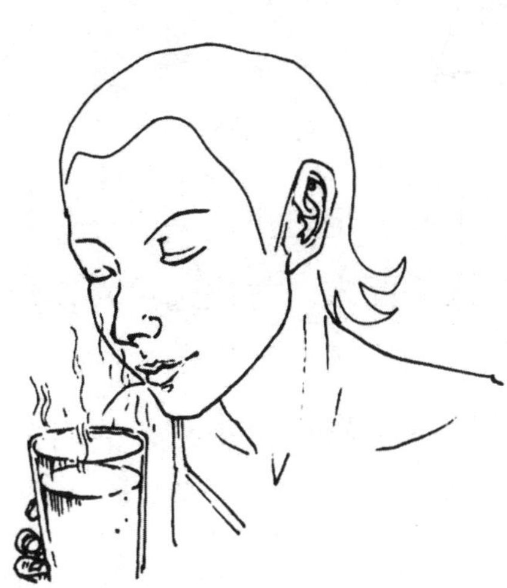

中药熏蒸

**3. 熏蒸法**：鱼酱排毒合剂（组成：鱼腥草、败酱草、生石膏、黄芩、苍耳子、辛夷、川芎、白芷、皂角刺、甘草）水煎诸药后以蒸汽熏蒸鼻部，每日3次，每次20分钟。

**按：**中药熏蒸能够借助蒸汽散发及呼吸作用，使中药广泛的作用于鼻腔黏膜；鼻腔黏膜给药能够避开肠肝代谢，直接吸收药物，因此能通过鼻黏膜直接吸收中药当中的成分，增强局部疗效。另中药熏蒸所使用的中药组成并不拘泥于本方，本病患者在服用中药汤剂治疗的同时，可先以口服中药汤剂熏蒸鼻部，同样能达到增效的目的。

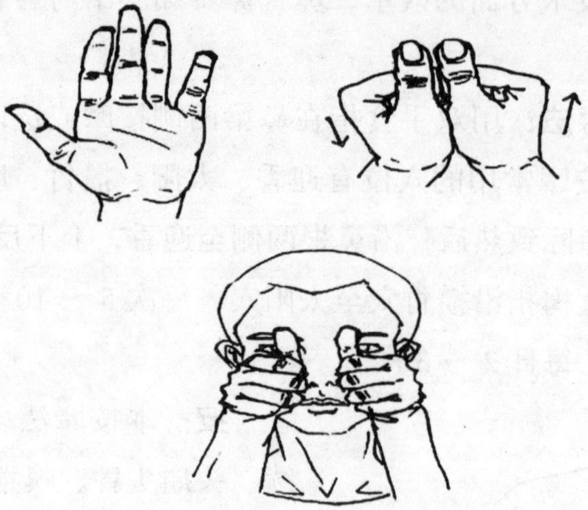

按摩疗法

4. **灸法：**以百会、四白、迎香、中脘、足三里、三阴交等穴为主穴，肺俞、脾俞、肾俞、命门等穴为配穴。每次选主穴及配穴各1～2穴，悬灸及隔姜灸。

**按：**鼻渊久病可见肺、脾气虚，以致本病迁延不愈，使用灸法可助阳益气固表，主要适用于虚证鼻渊。

## 【预后转归】

（1）实证鼻渊，起病较急，及时而恰当治疗，多可痊愈，反之则邪毒滞留，耗伤正气而演变为虚证。虚证鼻渊则反复发作，缠绵难愈。

（2）若脓涕向后渗流至咽部，日久易引起喉痹或乳蛾，若擤鼻方法不当，可能诱发耳胀、耳闭或脓耳。本病极易迁延成慢性，病程较久，短时间治疗不易起效，须坚持治疗才能痊愈。

（3）鼻腔通气功能下降，氧饱和度下降，常致精神萎靡，失眠健忘，工作、学习效率低下；脓涕流入咽喉，可致咽喉不适，咳嗽吐痰；擤鼻方法不当，浊涕入耳，可引发耳部疾病。

# 鼻　室

鼻室是由于脏腑功能失调或脏腑虚损，复感外邪，以致鼻窍筋膜失养，邪滞清窍，气血瘀阻鼻窍肌膜而引发的，以鼻腔窒塞为主要临床表现的慢性鼻病。鼻塞症状可呈间歇性、交替性或持续性，且表现为进行性加剧。本病病情发展缓慢而且治疗难度较大。

本病好发于青少年，无性别及地域差异。本病可发生于任何季节，但以气温波动剧烈及寒冷季节为多发之季，病程常持续数月以上或反复发作。本病为耳鼻喉科最常见病症之一，亦是全身疾病的局部症状之一。

西医学中的慢性鼻炎等病可参照本病辨证施治。

## 【病因病机】

本病由伤风鼻塞失治，或治疗不彻底，邪毒未清，留滞鼻窍为患。发病与肺、脾二脏腑功能失调密切相关，后期多与气滞血瘀相关。鼻属肺系，多为邪毒首先侵犯人体之所。一旦受邪，鼻窍病变可虚可实。若饮食失节，或劳累过度，致脾胃失调，运化失职，湿热内酿，即成为诱发鼻室的病理基础。滞留邪气引动内蕴郁积熏蒸鼻窍，水湿痰浊停凝鼻窍；或因脏腑卫阳不足，而不能御邪外出，积于鼻窍，发为本病。病至后期，终至血行不畅愈甚，脉络滞塞难通，痰瘀互结，鼻窍肌膜瘀肿明显，鼻窒至于极盛。因而本病常为虚实互见、本虚标实之候。[1]

《诸病源候论·卷二十九》曰："肺主气，其经手太阴之脉也。其气通鼻，若肺脏调和，则鼻气通利，而知香臭。若风冷伤于脏腑，而邪气乘于太阴之经，其气蕴积于鼻者，则津液壅塞，鼻气不宣调，故不知香臭，而为齆也。其汤熨针石，别有正方，补养宣导，今附于后。"认识到了本病具有鼻塞、不闻香臭等特征。《养生导引法·鼻门》东向坐，不息三通，手捻鼻两孔，治鼻中患，交脚踑坐，治鼻中患，通脚痈疮，去其涕唾，令鼻道通，得闻香臭，永行不已，彻闻十方，也有如何预防养生治疗鼻塞、失嗅等症。

**【诊断鉴别】**

**1. 诊断要点：**①病史：多有伤风鼻塞反复发作史。②症状：以鼻塞为主要症状，鼻塞呈交替性、间歇性或持续性，部分患者有嗅觉减退、头晕、头痛、咽部不适等症状。③检查：早期见鼻黏膜色红，双下鼻甲肿胀，表面光滑，触之柔软，弹性好，对血管收缩剂敏感。久则见双下鼻甲肥大，呈桑葚样改变，触之质硬，弹性差，对血管收缩剂不敏感。

**2. 鉴别诊断：**本病当与鼻渊及鼻鼽相鉴别

[1] 干祖望，干千．干氏耳鼻咽喉口腔科学［M］．南京：江苏科学技术出版社，1999：147–151.

**鼻窒与鼻渊、鼻鼽鉴别表**

| | 鼻窒 | 鼻渊 | 鼻鼽 |
|---|---|---|---|
| 病史 | 有反复外感病史 | 可有外感病史 | 有过敏史 |
| 症状特点 | 发病渐起，症状逐渐加重，交替性或持续性鼻塞。症状经久不除 | 发病渐起，症状逐渐加重，鼻塞可轻可重，以流脓涕、头痛为主要症状，症状经久不除 | 发病快，症状消失亦快，阵发性鼻塞，以鼻痒、喷嚏、流清涕为主要症状，症状消失后则如常态，发作时间短往往数小时即减轻或消失 |
| 检查 | ①鼻黏膜多为红肿<br>②鼻涕黏稠、色黄量少<br>③影像学检查鼻窦无阳性体征 | ①鼻黏膜多为红肿<br>②脓涕量多，中鼻道多见引流<br>③影像学检查鼻窦有阳性体征 | ①鼻黏膜多为苍白，水肿<br>②鼻涕清稀、水样<br>③部分患者过敏原检查阳性 |

**【预防调养要点】**

（1）伤风鼻塞，反复发作或治疗不彻底，可致鼻窒，伤风鼻塞失治亦是引发鼻窒的主要因素，故一旦患病应及时调治，且祛邪务尽，以免留邪滞鼻而变生鼻窒。

（2）锻炼身体，增强体质。体质虚弱及复感风邪是引发本病的因素之一，故平素应注意锻炼身体，增强体质，或修炼气功，保养正气，以增强抗邪防病能力。

（3）季节变更、气候乖逆时应适时更衣；疠气流行时应注意防护，以减少外感发生或感染疫疠之气而诱发鼻窒。

（4）虚寒证鼻窒多有冬重夏轻或遇寒冷时加重的特点，故这类患者应注意避风寒，冬季要注意头部与鼻部的保暖，必要时可戴口罩和帽子，或用辛温性药物研面布裹，微加温后置于前囟处，以温督脉，助阳舒络而减轻鼻塞与头痛等。

（5）鼻塞严重，且鼻涕较多时，不宜强行擤鼻，以免迫使鼻涕逆行进入咽鼓管，阻塞咽鼓管而引发耳疾。

（6）烟酒有诱发鼻室及加重病情的不良效应，故对有烟酒嗜好的患者，应力劝戒除。尤其是吸烟对本病百害而无一益，更应禁戒。同时烟酒有生热助热的作用，故热证鼻室病患应戒烟酒。

（7）对夜间交替性鼻塞者，宜取平卧头高位，或侧卧于鼻塞较轻，以利气血运行而减轻鼻塞。

（8）根治邻近病灶、邻近组织的病灶亦可促发鼻室，故对久患乳蛾、喉痹及鼻渊等疾病需要及时治疗。

（9）注意鼻部卫生。长期从事高粉尘、酸碱化工，以及在空气污浊环境中工作的人员应注意劳动保护，养成早晚清洗鼻腔、擤净浊涕的习惯，以防邪浊伤鼻，引发鼻室等。

（10）鼻腔用药不当或用时过久，可引起药物性鼻炎，故应避免局部长期使用血管收缩剂。不应强行擤鼻，以免邪毒入耳，引起耳胀、耳闭等病。

（11）久治不愈者，应及时于医院就诊排除鼻腔内结构问题而引发本病，如鼻中隔偏曲，泡性中鼻甲等。

（12）忌食冷饮和辛辣肥腻的食物，以免发生肺气虚损和脾气积滞。不要滥用补品，忌食发物，以免损伤正气使邪气滞留难去。慢性鼻—鼻窦炎患者饮食宜忌应根据各人阴阳偏盛和体质不同而选择。

（13）早期治疗，坚持治疗者，有益于病愈；治疗较晚，邪已结痼，且时治时休，祛邪不尽，即息医停治者，不利于病愈。

【临床常用中医预防调养法】

1. **按摩疗法**：按摩保健先将两手鱼际互相摩擦至发热，然后以双手鱼际按于鼻两侧，沿鼻根至迎香穴往返摩擦至局部有热感为止，每日2～3次，亦可常用两手中指于两侧鼻翼揉按20～30次，令表里俱热。

**按**：本鼻部按摩法使面部经络疏通，气血流畅，邪气得以宣泄。

2. **深呼吸**：首先要尽量放松全身的肌肉，平心静气地呼吸，以口鼻缓慢吸入空气，至最大限度，闭气调息10秒，后再缓慢将气徐徐吐出，尽量将气体排完，闭气调息10秒，一吸一吐为一个完整循环，早、晚各1次，每次10个循环。

**按**：肺主宗气，且肺开窍于鼻，深呼吸以调吸，吐故纳新，以调养宗气，宗气足则肺气足，鼻窍则通。

【预后转归】

（1）本病经过适时而恰当的治疗，多数能够治愈。素体状况先禀强盛，体质强壮者易愈；先禀不足，体质虚弱，易罹外感者难愈。

（2）病程与病情：患病时间短者易愈；病程长者不易愈。鼻塞不甚，鼻黏膜增厚较轻，鼻甲肥大Ⅱ度以下，质软，弹性好者易愈；鼻塞严重，鼻黏膜增厚明显，鼻甲肥厚在Ⅱ度以上，质硬，弹性差者难愈。

（3）证情属实、属热者较易治愈；属虚证、寒证者较难治愈。

（4）少数病患因体质偏弱、病情延长、治疗较晚及不良生活习惯、病情偏重等因素的影响，可持续数年、数十年而迁延不愈。

（5）长期不愈者，可诱发鼻渊、耳胀、耳闭、喉痹及肺系疾患、外感疾患等。

（6）有烟酒嗜好，且患病后不戒者难愈；无烟酒嗜好，或患病后即戒者有益于治愈。

（7）自幼患病，长期鼻甲肥大，可导致外鼻及颜面改变（腺样体面容）。

# 鼻息肉

鼻息肉是因受鼻涕长期刺激，鼻窍肌膜肿胀，渐大下垂而形成鼻腔内色淡呈半透明，光滑而质软，状如葡萄，常为鼻渊、鼻鼽的并发症。

本病常有渐进性、持续性鼻塞、嗅觉减退或消失，鼻涕多，不易擤出，并伴有头昏、头痛、记忆力减退等症。本病好发于双侧筛窦、中鼻道等部位，本病行手术摘除治疗，但有复发倾向。

西医学中鼻息肉等病可参照本病辨证施治。

## 【病因病机】

寒湿凝聚肺气素虚，卫表不固，腠理疏松，风寒异气侵袭，肺气虚寒，鼻失温养，寒湿凝聚鼻窍，阻遏气血，日久变生息肉；或因湿热蕴积鼻鼽、鼻渊反复发作，肺经蕴热，治节失职，湿热痰浊壅结鼻窍，阻遏气血，日久而成息肉。

隋代《诸病源候论·卷二十九》始将鼻息肉列为病名，并在“鼻息肉候”中对其病因病机、导引法治疗进行专门论述。《外科正宗·卷四》指出鼻息肉的病因和内外治法：“鼻痔者，由肺气不清，风湿郁滞而成。鼻内息肉结如榴子，渐大下垂，闭塞孔窍，使气不得宣通。内服辛夷清肺饮，外以硇砂散逐日点之，渐化为水乃愈。兼节饮食、断厚味、戒急暴、省房欲，愈后庶不再发。”

【诊断鉴别】

**1. 诊断要点：**①病史：多有鼻鼽或鼻渊病史。②症状：单侧或双侧渐进性鼻塞，至持续性鼻塞。多黏脓涕，嗅觉减退，头闷胀感或头痛。③检查：鼻腔内可见一个或多个表面光滑、灰白色或淡红色半透明赘生物，质软可活动，黏脓性分泌物多。鼻内镜检查可了解息肉部位和范围。

**2. 鉴别要点：**主要应与鼻腔肿瘤鉴别。

【预防调养要点】

（1）积极防治鼻鼽、鼻渊、哮喘等肺系疾病，消除鼻息肉在早期，即积极治疗变应性鼻炎，防止鼻腔黏膜的过度水肿、下垂形成息肉，也要积极治疗慢性鼻窦炎，以免长期的炎症刺激和毒素刺激鼻腔黏膜致组织水肿而形成息肉。本病的预防难点在于预防鼻息肉术后的复发，即使术后也应积极治疗，控制消除局部炎症。

（2）锻炼身体，提高抗病能力；同时，预防伤风鼻塞，以免症状加重。

（3）合理饮食，勿过贪厚味，可预防和减少本病的发生。

（4）过敏体质者，注意饮食起居，尽量避免接触风邪异气。

（5）本病以预防为主，防治鼻部相关疾病，若经检查鼻腔内形成鼻息肉，必要时行手术切除治疗。

【临床常用中医预防调养法】

**1. 鱼酱排毒合剂冲洗鼻腔：**不伴息肉患者，给予鱼酱排毒合剂（组成：鱼腥草、败酱草、生石膏、黄芩、苍耳子、辛夷、川芎、白芷、皂角刺、甘草）鼻内盥洗，每日2次，一周为1个疗程。

**按：**鼻—鼻窦盥洗是利用一定的压力使鼻冲洗液流入鼻腔、鼻窦，有稀释鼻腔内黏稠的分泌物并促进其排出，软化结痂及消除黏膜肿胀，从而有效舒缓鼻塞的作用。若冲洗后并保留药液在窦腔内，可发挥持续作用。

中医外治法有着独特的优势，鼻—鼻窦黏膜给药具有易吸收、起效快，无肝脏首过效应，生物利用度高，使用方便的优点。临床研究表明，鼻—鼻窦黏膜给药的利用度可接近静脉注射的水平，有望替代传统的注射给药途径。随着新辅料和新技术的应用，包装以及提取技术方面的改革，鼻—鼻窦黏膜给药会有更广阔的发展前景。

**2. 按摩疗法：**参见97页按摩疗法。

**按：**本按摩法多用于鼻塞持续、头痛头昏、嗅觉障碍、喷嚏、清涕等鼻病。通过鼻部按摩，疏通经络，畅通气血，直通鼻窍。《杂病源流犀烛·卷二十三》中记载有“常以手中指，与鼻梁两边揩二三十遍，令表里俱热，所谓灌溉中岳，以润于肺也”。

**3. 熏蒸法：**鱼酱排毒合剂（组成：鱼腥草、败酱草、生石膏、黄芩、苍耳子、辛夷、川芎、白芷、皂角刺、甘草）水煎诸药后以蒸汽熏蒸鼻部，每日3次，每次20分钟。

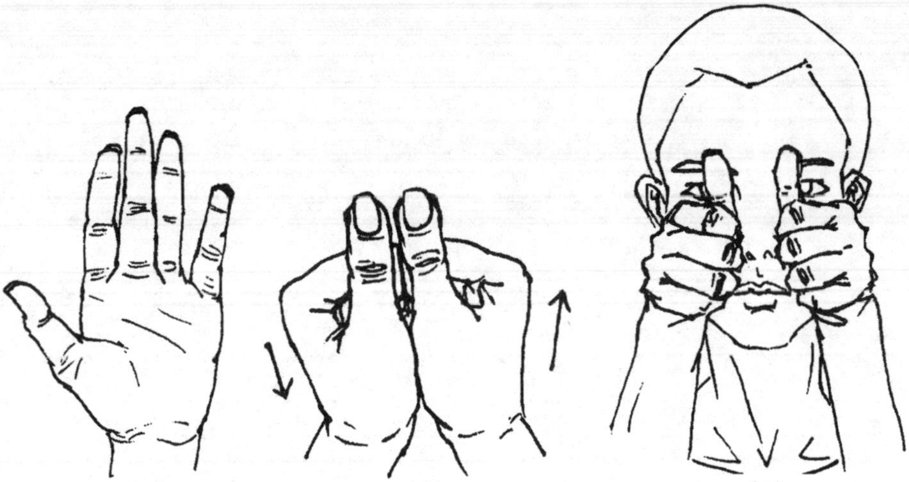
（1）（2）（3）
按摩疗法

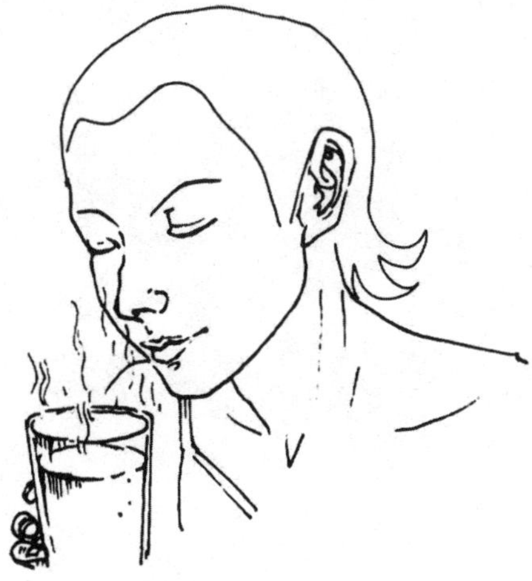
中药熏蒸

**按：**中药熏蒸能够借助蒸汽散发及呼吸，使中药广泛的作用于鼻腔黏膜；鼻腔黏膜给药能够避开肠肝代谢，直接吸收药物，另中药熏蒸所使用的中药组成并不拘泥于本方。本病患者在服用中药汤剂治疗同时，可先以口服中药汤剂熏蒸鼻部，同样能达到增效的目的。

【预后转归】

本病病程较长，内治难获速效，手术摘除息肉多可迅速取效，但部分患者时有复发。

# 喉的预防调养

# 梅核气

梅核气是指咽中有异物感，如有梅核梗阻于咽喉，咯之不出，咽之不下为主要特征的咽部疾病。临床上常有咽部异常的感觉或幻觉，如球塞感、瘙痒感、压迫感、黏着感、烧灼感、蚁行感，无咽下困难及吞咽梗阻感，或常诉颈部有紧迫感，重者如束带样，自感呼吸不畅，衣领不能紧扣等，常出现咽部一侧或双侧，或上下活动，无固定部位，咽中梗阻感，多在吞咽动作时，尤其是在吞咽唾液时感觉明显，吞咽食物时反而无异常感觉。

本病一般多无器质性病变存在，也无明显的季节性或地域性，以成年人，尤其是中年女性多见。

西医学的“咽异感症”“咽神经官能症”等类似本病的症状，可参考本病辨证施治。

## 【病因病机】

梅核气发病虽病位在咽喉，其发病机理不外乎为肝气郁结，痰气互结，久病入络而成痰瘀互结。发病初期，或病程较短者，情志不舒，气机不畅，则以肝气郁结多见；若肝失条达，久则肝气犯脾，脾失健运，水湿聚积成痰，而为痰气互结所致；日久不愈者，脾虚乏力，久病入络，血行不畅，则发展成痰瘀互结。[1]

隋代《诸病源候论》提出："咽中如炙肉脔者，此是胸膈痰结，与气相搏，逆上咽喉之间，结聚，状如炙肉之脔也。"《素问·咳论》曰："心咳之状，咳则心痛，喉中介介如梗状，甚则咽肿，喉痹。"

## 【诊断鉴别】

**1. 诊断要点：**①病史：多有情志不畅史。②症状：以咽部异物阻塞感为主要症状。其状或如梅核，或如炙脔，或如贴棉絮，或如虫扰，或如丝如发，或如痰阻，或如球如气，咯之不出，咽之不下，不痛不痒，不碍饮食及呼吸，多于情志不舒、心情郁闷时症状加重。③检查：咽喉各部所见正常，纤维喉镜、食道钡餐或食道镜检查、茎突CT、颈部甲状腺彩超检查亦无异常发现。

**2. 鉴别诊断：**本病主要应与慢喉痹鉴别。

**梅核气与慢喉痹鉴别表**

| 病名 | 梅核气 | 慢喉痹 |
| --- | --- | --- |
| 症状 | 咽内异物阻塞感，不碍饮食，多见于中年妇女 | 咽内不适、有异物感，常有咳咯动作 |
| 体征 | 咽部无异常发现 | 咽黏膜充血，滤泡增生 |

## 【预防调养要点】

（1）未病时在日常生活工作中，应保持乐观主义，思想开朗，

[1] 毛得宏，库红红，彭川．内外兼顾辨治梅核气［J］．中医杂志，2017，58（10）：884-885，897.

精神愉快，心情舒畅，豁达大度，正确对待各种不良刺激因素。

（2）疾病发生早期应加强身体锻炼，增强体质，改善全身健康状况。

（3）生活作息有律，起居有常，注意饮食忌宜。

（4）患病期间忌食辛辣炙烤、肥甘厚腻之品。

（5）患病时及时治疗，在治疗全身疾病时，应注意不应过汗、过吐、过泻，以免耗伤阴液。

（6）预防再发：避免过度劳累、感冒，梅核气的发生多与负面情绪、感冒、劳累、压力、睡眠障碍等综合因素有关，注意避免。

**【注意事项】**

（1）上述方法所讲方法只适合咽喉部无器质性病变的人群。

（2）若出现吞咽困难者，应到医院做进一步诊治，排除食道、甲状腺等相关疾病。

（3）本病以更年期女性多见，此期间的女性体内阴阳失调，易情绪失控，家属应多理解包容，并及时开导；如若症状持续存在，则应及时就医。

**【临床常用中医预防调养法】**

**1. 艾醋舒喉汤浸毛巾敷喉颈部**：艾醋舒喉汤由艾叶 30g，米醋 200mL，加水适量，煮沸约 10 分钟，加白酒 200mL 配制而成。热敷时将毛巾放入刚煮好的汤中浸透，拧至半干，包裹颈项前部，

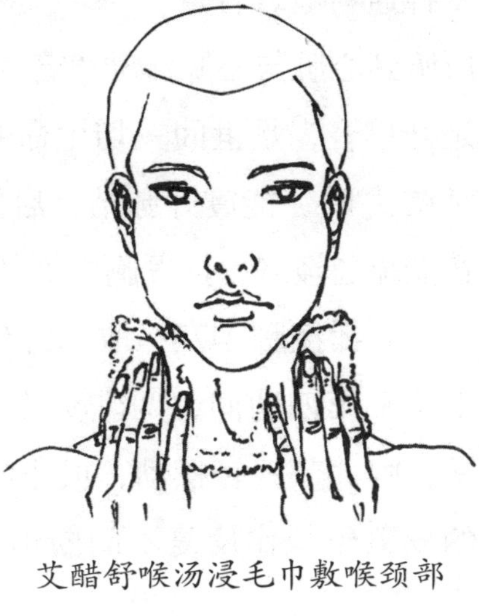

艾醋舒喉汤浸毛巾敷喉颈部

热敷咽喉会厌对应部位特别是按压有异物阻塞感之处，热度减退重复上述治疗，每次 10 ～ 20 分钟，每日 3 次。

**按：**艾醋舒喉汤取艾叶温阳散寒、温经通络、行气活血、祛湿逐寒、消肿散结之功效，加白酒助其温散通经之功，加醋活血通络助其渗透之力。颈前皮肤直接热敷可以让阳气温煦咽喉部，持续的热敷有利于阳气逐渐向咽喉深部扩散。咽部异物感多由咽喉内部经络气血流动缓慢或者不畅所致，阳气温煦之处气血必然加速运行，所以用热毛巾持续温敷颈部时，随着咽喉经络气血的加速流动，咽部异物感会得到减轻，而持续多天的热敷更有助于强化经络疏通，从而彻底缓解症状。

**2 练习“嗡”“啊”“吽”三字音：**①闭口发“嗡”音，使声音从后鼻孔传入脑部，产生头腔共鸣。②张口发“啊”音，使声音从胸腔发出。③收腹发“吽”音，产生腹腔共鸣。连着发“嗡、啊、吽”三音，早、晚、各 18 次。

**按：**上述三字音为佛教发音，能震动体内气脉，激发生命潜能，以超越惯有的现象，通于天人之间，进入极神妙之领域，启发神通与般若智慧。“嗡”是头顶内部的声音，与自己掩盖耳朵时所听到心脏与心脉流动声音相近，能使头脑清醒，精神振发；“啊”是开口音，是世间一切生命开始启发的声音，可以开启身体内部脉结；“吽”能震开脉结，启发新的生机与契机。长期练习此三字音能疏通经络，抒发胸中抑郁之情，焕发神清之气。

**3. 揉按膻中穴：**取仰卧位，用拇指螺纹面着力，定在膻中穴上（平第四肋间，两乳头连线中点），其余四指轻扶体表或握空拳，腕关节轻轻摆动，或小幅度环旋转动，使着力部分带动该处的皮下组织作反复不间断地、有节律地、轻柔缓和地回旋揉动，早、中、晚各一回，每回36次，或每天不定时以此法揉按膻中。

**按：**膻中穴是心包募穴（心包经经气聚集之处），是气会穴（宗气聚会之处），又是任脉与足太阴、足少阴、手太阳、手少阳经的交会穴，揉按此部位能活血通络，宽胸理气，利咽舒喉。

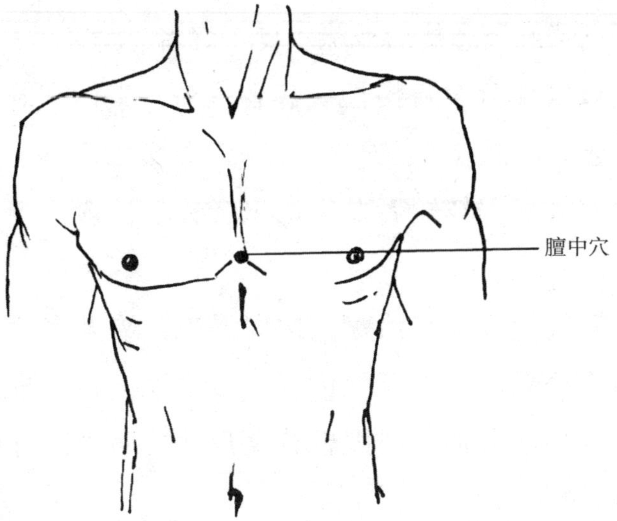


揉按膻中穴

**4. 穴位贴敷疗法：**①选穴：大椎、天突、肺俞、中府、膻中、涌泉、肝俞、脾俞、胃俞等穴位，每次根据辨证选取2～3穴，每次贴敷2～4小时。②药物常选择白芥子、细辛、甘遂、延胡索，用生姜汁或蜂蜜调成干稠膏状。

**按：**穴位贴敷疗法是中医学传统的外治方法，其通过对体表穴位的刺激，使药物的药力经过皮肤进而作用于经络和脏腑，激发经络的功能，调和阴阳气血，改善血液循环，同时可以平衡机体与外在环境，调整机体的免疫功能，鼓舞人体阳气，阳气旺盛则气的运行通畅，从而有效地通散阻结于咽喉的无形之气，缓解咽部异物感。

【预后转归】

（1）梅核气发病与情志变化有关，若情志舒畅，乐观开朗者易愈；忧虑易怒，郁郁寡欢，不易开导者难愈。

（2）嗜食烟酒辛辣、喜好炙烤油腻，心情郁闷的梅核气患者难愈，无不良嗜好及患病后戒除不良嗜好者易愈。

（3）梅核气伴有全身慢性疾病者难愈，素体强壮，无全身伴随疾病者易愈。

（4）梅核气病程较短者及实证患者较易治愈，虚实夹杂者较难愈。

（5）梅核气经过适宜治疗，护理得当，绝大多数患者能够迅速治愈。但极小数患者由于性情孤僻，固拗偏执，难以开导，或不能克服不良生活习惯，或因患有全身性疾病等，可持续数月或逾年而迁延不愈。

# 咽喉食管异物

咽喉食管异物是指各种异物梗于咽喉或食管所致的疾病。

西医学中的“咽喉与食管异物”可参考本病进行辨证施治。

## 【病因病机】

多因饮食不慎或误吞，致异物梗于咽喉、食管而为病。若异物损伤之后，邪毒乘虚而入，可致咽喉、食管红肿、腐烂、化脓。

异物进入咽喉部有以下几种情况：

（1）进食时，注意力不集中，误吞排骨、鱼刺、枣核等。

（2）鼻腔异物未及时取出，因惊慌或情绪激动，经后鼻孔滑入咽喉部。

（3）进食时，将难以咀嚼完全的食物吞入咽喉部或食管。

（4）小儿因咀嚼功能发育不全，家长过早喂食鱼肉、排骨、果冻等食物，梗于咽喉部或食管。

（5）自行塞入，多见于小儿，因好奇将细小的玩具、硬币、戒指等塞入口腔。

（6）老年人不慎误吞假牙。

（7）颈部伤时，异物经伤口进入咽喉、气管及食道。

【诊断鉴别】

1. 诊断要点：①病史：有误吞或吸入异物史。②症状：咽异物可出现咽喉疼痛及吞咽困难，尖锐异物呈针刺样痛，非尖锐异物则钝痛，巨大异物可引起吞咽及呼吸困难。小儿可出现流涎、呕吐、呛咳；食道异物可出现吞咽梗阻感，疼痛剧烈，甚者痛及胸背；喉异物常有剧烈咳嗽，并可出现呼吸困难甚至窒息。尖锐异物停留咽部或喉部，刺伤黏膜，可引起疼痛、痰中带血。异物停留日久，损伤染毒，则局部黏膜红肿糜烂，或有出血，可有发热等全身感染症状。③检查：咽喉异物多存留在前后腭弓与扁桃体间、舌根、扁桃体、会厌谷、梨状窝、咽侧壁、声门附近等处，口咽部检查、间接喉镜或直接喉镜检查可发现。食道异物多停留在食道入口及胸上段，间接喉镜检查或直接喉镜检查可发现，或可见梨状窝积液，较小的透光异物可行食道吞钡餐X线透视或拍片协助诊断，食道镜检查可发现异物。

2. 鉴别诊断：本病诊断明确，无须鉴别。

【预防调养要点】

（1）家长应加强对小儿的看护，教育小孩不要将硬币、玩具的小零件等物体放入口腔内。

（2）家长应保持对小儿咽喉食道异物的警惕性，平素应避免飞蚊、水蛭等生物误入口腔诱发排异反应；若发现呛咳、咽喉部梗阻疼痛等症状，要及时到医院诊治，明确咽喉部是否有异物，以免贻误病情。

（3）进食时切勿谈笑，以免异物误入气管。

（4）小儿喂养时注意选择食材，如排骨、鸡肉、鱼肉等有骨头的食物应小心喂养；3 岁以下的小儿应避免食用果冻等胶质状食品。

（5）老年人应避免选择生硬的食物，其易发生哽噎；戴有假牙的老年人，应避免假牙误入咽喉食管。

（6）发现异物梗喉后，患者及家属不要慌张，嘱患者切勿慌张哭闹，以免异物进入更深处。

（7）发现异物梗喉后，立即到医院就诊，不要自己用馒头、米饭等强行吞咽，也不要自行用竹筷等之类拔挑，避免异物深入或加重损伤。

（8）咽部黏膜损伤者，宜进食冷流质饮食，食管异物应立即禁食。

**【注意事项】**

如若有鱼刺卡咽喉，应立即禁食，避免喉部肌肉剧烈运动导致鱼刺进入更深处，并及时就医，切勿盲目相信民间偏方。

**【预后转归】**

（1）如能及时取出异物，预后良好。

（2）如异物滞留较久，因异物大小、滞留部位等不同可导致不同的并发症。如鱼刺较大，可刺伤食道，严重者可损伤附近血管，发生大出血引起休克。

# 鼾眠

鼾眠系指平素调摄不当，脏腑失调，痰瘀互结，气道阻塞不畅，睡眠时鼾声响亮，周期呼吸暂停的疾病。临床上以睡眠时鼾声过响，呼吸暂停，反复憋醒为主要特征。白天常有头痛胸闷，困倦嗜睡，注意力不集中，病程日久者甚至有迟钝、忧郁、淡漠等性格改变。

本病常见于中年以上的肥胖人群，男女在该病的患病率上存在显著差异，具体而言，成年男性的发病率要远高于女性。如 Punjabi 等[1]就报道过鼾眠在成年女性中的发病率约为 2%～5%，在成年男性中的发病率达到 3%～7%。本病也可见于部分儿童和青少年。由于长期通气不足可以影响儿童的生长发育，可致儿童发育迟缓、智力减退、颜面发育异常等。

西医学的阻塞性睡眠呼吸暂停低通气综合征、单纯性鼾症和腺样体肥大可参考本病进行辨证论治。目前认为本病是一种严重的睡眠呼吸障碍，作为源头性疾病会引起人体多方面的功能紊乱。夜间反复发生低氧血症、高碳酸血症，睡眠结构紊乱，会导致白

[1] Punjabi NM. The epidemiology of adult obstructive sleepapnea [J]. Proc Am Thorac Soc, 2008, 5: 136–43.

天嗜睡，头痛头昏、心脑血管并发症和多脏器损害，甚至发生夜间猝死，严重影响患者的生活质量和寿命。

【病因病机】

鼾眠属本虚标实之证。痰瘀互结是标实，肺脾肾失常为本虚。鼾眠初期多为实多虚少，痰浊上阻于肺，肺气壅滞，呼吸不畅，进而痰湿凝聚，气血瘀滞。长期通气不足，气行无力，血瘀益甚，痰浊瘀血相互胶结，虚实夹杂。日久损及心阳、肾阳，髓海失荣，蒙蔽神机，虚证为主，病情复杂。

隋代《诸病源候论·卷三十一》提出鼾眠这一病名，并列有"鼾眠候"进行专题论述："鼾眠者，眠里喉咽间有声也。人喉咙，气上下也，气血若调，虽寤寐不妨宣畅；气有不和，则冲击咽喉而作声也。"

【诊断鉴别】

**1. 诊断要点**：①病史：儿童多有喉核、腺样体肥大或鼻窒、鼻渊、鼻鼽等病史，中老年则多见于肥胖人群。②症状：睡眠打鼾，张口呼吸，躁动多梦，甚则一夜睡眠中出现多次短暂的呼吸暂停，白天则可出现头痛头昏、倦怠乏力、嗜睡、记忆衰退、注意力不集中，儿童生长发育迟缓等症状。③检查：鼻腔、鼻咽、口咽、喉咽等部位可发现一处或多处组织器官肥大或咽壁肌肉松弛塌陷阻塞气道，如鼻甲肥大、鼻息肉、鼻中隔偏曲、腺样体和扁桃体肥大、软腭肥厚下垂或吸气时塌陷、舌根后坠等，纤维鼻咽喉镜检查和影像学检查有助于判断阻塞的部位，应用多导睡眠监测仪（PSG）进行整夜连续的睡眠监测和记录分析，有助于确定打鼾的性质和程度。

**2. 鉴别诊断**：本病需与中枢性睡眠呼吸暂停相鉴别。中枢性睡眠呼吸暂停较为少见，常因脑部中枢系统未能有效把呼吸信号送达有关器官及组织，可因中风及心脏病等诱发，依据多导睡眠描记仪（PSG）记录分析，呼吸运动和口鼻气流同时停止为其特征。

**【预防调养要点】**

（1）本病与肥胖有一定关系，未病时应控制饮食、增加运动以减轻体重，有预防和辅助治疗作用。

（2）发病期间轻者可调整睡眠姿势尽量采取侧卧位，适当抬高床头，可减少舌根后坠，改善通气。

（3）有外感时应积极治疗，以免加重鼻窍、颃颡（鼻咽部）及咽喉等部位的阻塞症状。

（4）发病期间忌食辛辣炙烤之品，忌酒类、油荤食品。因辛辣、煎炒食物辛香燥，油荤食品性湿重浊，易致痰热湿邪积聚，不利于此病的痊愈。

（5）预防再发：本病证型分为痰瘀互结型及肺脾气虚型，日常生活中，避免食入致痰湿之品，辛辣、油荤之品，可予以补肺、脾二气之饮食，增强身体免疫力。

**【注意事项】**

鼾眠是一种源头性疾病，任其发展，日久可能会发生他证，带来严重的后果，如胸痹、心悸、肺胀等，老年患者患痴呆的发病率也随之升高，甚至发生睡眠中猝死。

## 【临床常用中医预防调养法】

**1. 干漱口：**先空口鼓两腮，再缩回去，如此循环，早、中、晚各60次，直至咽腔有酸感为度，一个月为1疗程。

**按：**本法长期训练可锻炼咽喉部肌肉，增强其收缩力，收缩咽喉部黏膜，减少局部脂肪，达到扩大咽腔、鼻腔空间的作用。

**2. 伸舌：**每天反复努力伸舌收回，早、中、晚各108次，每日持续1小时，针对轻度—中度鼾症，坚持训练1月可见效。

**按：**本训练法可以锻炼咽腔肌肉，特别是软腭及舌根肌肉，增强其收缩力，收缩咽喉部黏膜，减少局部脂肪，以达减轻鼾症之功。训练的关键在于长期坚持，以量变达质变。

**3. 导引法：**分别取人迎、天突穴及咽喉意念三条线，运用点穴法和一指禅推法，配合呼吸气息的调节，往返点揉。每日1次，以局部微微发热为止，一个月为1疗程。

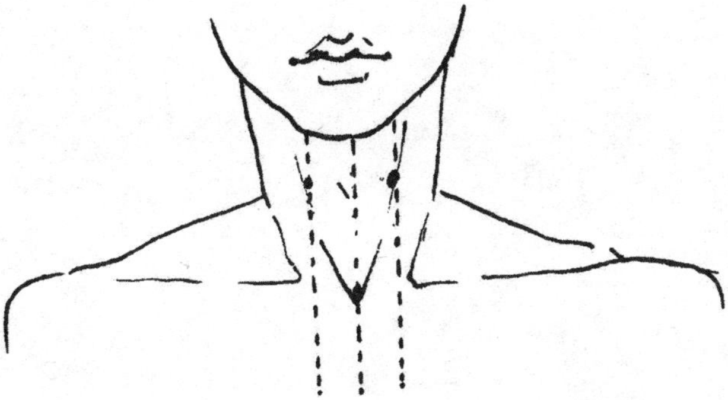

引导法

**按：**本法是以肢体运动、呼吸气息的自我调节方法，疏通经络、调和气血，以达到自我保健、减轻鼾症的作用。

【预后转归】

老年患者、重度肥胖及有心脑疾病者，长期通气功能障碍，氧饱和度下降，常致精神萎靡，失眠健忘，反应迟钝等，存在猝死的风险，应尽早明确诊断及时治疗。

# 小儿鼾眠

小儿鼾眠是指因脏腑功能失调、痰瘀互结而阻塞气道所致的以睡眠中鼾声过响甚或出现呼吸暂停为主要特征的一种疾病，临床上多表现为晚上睡觉打呼噜、盗汗、易惊醒、尿床、鼻塞、听力下降、张口呼吸、上气道阻塞并伴有低氧血症。

绝大多数患者因鼻咽部腺样体及扁桃体肥大所致。因炎症反复刺激，腺体淋巴组织与结缔组织增生，腺体肥大、质软，腭扁桃体突出于腭弓之外，多见于儿童，但部分成人亦可发生。腺样体是鼻咽部淋巴组织，又称咽扁桃体，位于鼻咽部的后部及顶部。2 ～ 10 岁时腺样体增殖旺盛，10 岁后逐渐开始萎缩，至成年则大部分消失。因受空气污染等多种因素的影响，腺样体、扁桃体肥大易堵塞呼吸道，近年来其发病率呈上升趋势。

西医学的儿童打鼾、咽扁桃体肥大可参考本病进行辨证施治。

## 【病因病机】

小儿为稚阴稚阳之体，脏腑娇嫩，形气未充，肺脾肾常不足，小儿鼾眠的发生多与肺脾气虚、肺肾阴虚和痰瘀阻滞有关。小儿肺卫不固，易感风寒风热之邪。风寒之邪从皮毛而入，内犯于肺，郁久化热，热郁不散，上蒸咽喉，或风热之邪从口鼻而入，首先犯肺，肺经蕴热，清肃失降，挟热循经蒸灼咽喉，致咽喉开合不利，肺气失司。小儿脾常不足，脾虚运化失司，津液化为痰浊，阻于咽喉，致咽喉开合不利，肺气失司。小儿阳常有余，肾常虚，加之感邪后易热化火，虚火上灼，痰瘀互结，阻于咽喉，而成本病。其最早见于《伤寒论·太阳病脉证并治》:“风温为病，脉阴阳俱浮，自汗出，身重，多眠睡，鼻息必鼾，语言难出。”《诸病源候论·瘿瘤等病诸候》称其为鼾眠:“鼾眠者，眠里喉咽间有声也。”

【诊断鉴别】

**1. 诊断要点：**①病史：多有鼻窒、鼻渊、鼻鼽等病史。②症状：睡眠打鼾、张口呼吸、躁动多梦、甚则一夜睡眠中出现多次短暂的呼吸暂停，白天则可出现头痛头昏、倦怠乏力、嗜睡、记忆衰退、注意力不集中、儿童生长发育迟缓等症状。③检查：多导睡眠图的检测结果：a. 阻塞性肺通气不良；b. 每小时一个或多个阻塞性呼吸暂停，通常伴以下一个或多个表现（动脉氧饱和度低于 90% ～ 92%；与上呼吸道阻塞有关的睡眠觉醒；多次睡眠潜伏期测试显示该年龄的睡眠潜伏期异常）。

**2. 鉴别诊断：**小儿鼾眠应与中枢性睡眠呼吸暂停鉴别，可依据多导睡眠描记仪（PSG）记录分析，呼吸运动和口鼻气流同时停止为后者特征。

【预防调养要点】

（1）未病时在营养方面要保持均衡，防止因营养过剩而出现肥胖。

（2）平素应注意增强身体抵抗力，减少外感的发生，避免加重鼻窍及咽喉等上呼吸道部位的阻塞症状。

（3）发病期间当出现打鼾的症状并持续两个月以上应及时就诊。

（4）发病期间忌食辛辣炙烤之品，忌酒类、油荤食品。因辛辣、煎炒食物辛香燥，油荤食品性湿重浊，易致痰热湿邪集聚，不利于此病的痊愈。

（5）预防再发：患此病者多为肺脾气虚，应以补后天之脾肺为防治调养要则。

## 【注意事项】

（1）小儿鼾眠最主要的病因是腺样体和扁桃体肥大，必要时可行腺样体及扁桃体手术，或烙治、啄治腺样体及扁桃体，大部分儿童鼾症的症状可明显改善。

（2）小儿鼾眠严重者可发展成为阻塞性睡眠呼吸暂停低通气综合征，出现睡眠相关性呼吸困难、遗尿、反复上呼吸道感染、行为异常、学习困难、腺样体面容、鸡胸、认知功能障碍等，并经常出现叛逆和攻击行为等。还可以引起其他组织和器官病变，如分泌性中耳炎、鼻炎、鼻窦炎、气管炎等。

## 【临床常用中医预防调养法】

**1. 导引法：**分别取迎香穴、人中穴及鼻根意念三条线，运用点穴法和一指禅推法，配合呼吸气息的调节，往返点揉，每日1次，以局部微微发热为止，一个月为1疗程。

按：导引法是以肢体运动、呼吸气息的自我调节方法，疏通经络、通鼻窍，以达到自我保健、减轻小儿鼾眠的作用。

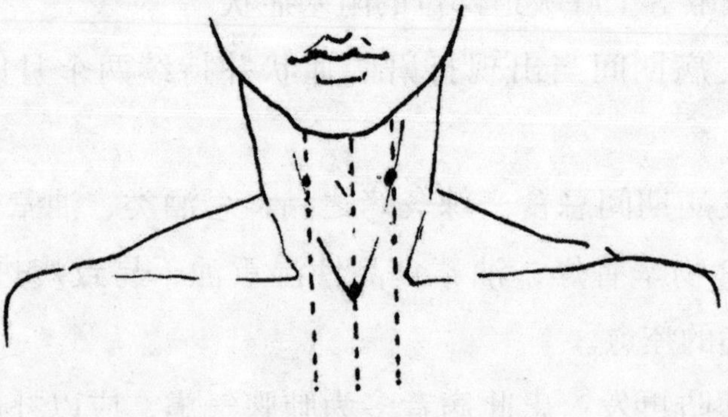

导引法

**2. 摩腹**：仰卧位，两腿平伸，或站立，两脚与肩同宽，全身放松。左手手掌以脐部为中心顺时针摩腹 108 次，同一部位再以逆时针摩腹 108 次，可在夜间入睡前和早晨起床前进行。

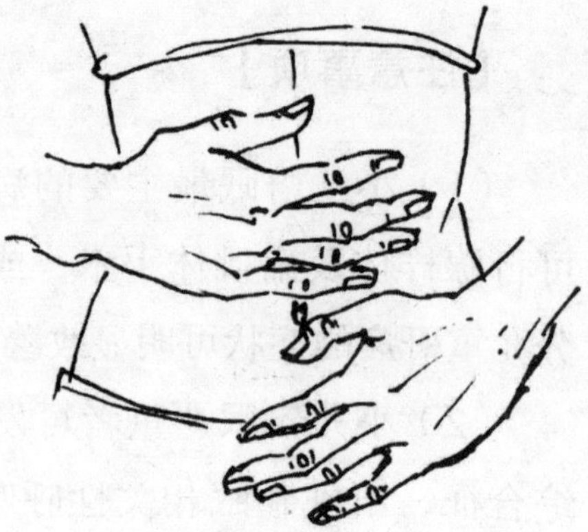

摩腹

按：腹部乃“五脏六腑之宫城，阴阳气血之发源”，因此，经常按摩腹部可使内脏血运丰富，内分泌协调，元气充盛，增强体质。

**3. 穴位贴敷法**：选取贴敷药物加苍耳子、辛夷、细辛、生麻黄、徐长卿等药研磨为粉剂，以鲜姜汁调为稠糊状，放置容器内密封待用。治疗时取黄豆粒大小药糊压成饼状放置在迎香（双）、天突、大椎、风府（双）、肺俞（双）、脾俞（双）等穴位，并用透气胶布固定。治疗时间每次每穴贴敷 4 ～ 6 小时，七天为一疗程，连续治疗五个疗程。

**按**：本疗法可疏通局部经络气血，配穴上，迎香属手阳明大肠经，通鼻窍；天突穴位于胸骨上窝正中，主治咳嗽、哮喘胸痛、咽喉肿痛、暴喑等肺系疾病；大椎穴为督脉本经穴，“总督一身之阳气”，既能调节本经经气，又可调节六腑经气，功能清泻诸阳邪实热，通督解痉，肃肺宁心；风府穴可治咽喉肿痛；肺俞穴属足太阳膀胱经，有宣肺通窍之功；脾俞穴为脾之背俞穴，可补脾祛湿。贴敷药物中苍耳子、辛夷发散风寒，通鼻窍；麻黄性温，发汗散寒，宣肺平喘。徐长卿可祛风化湿、止痛止痒；细辛祛寒化痰；生姜汁可促进各穴位药物吸收。诸药合用可达宣通鼻窍、化痰散结之功，以治小儿鼾眠。

**【预后转归】**

长期打鼾会导致儿童的生长发育迟缓、智力水平低下、听力水平下降等情况，故需积极去除上气道阻塞原因，并辅以中医药治疗。本病预后良好，应尽早明确诊断及时治疗。本病多属单纯症，预后良好，应尽早明确诊断及时治疗。

# 喉　瘖

喉瘖是指由于外邪袭肺，声户壅阻，或脏腑虚损，声户失养，血瘀痰凝声户，所致声音不扬，甚则嘶哑、失音为主要表现的喉部疾病。临床根据起病情况有暴瘖和久瘖之分。

喉瘖是临床常见病多发病，其发病与年龄、性别无密切关系，常见于职业性用嗓工作者，如教师、导游、歌唱者等。学龄儿童因发声不当，也较多发。另外，小儿急喉瘖病情常比成人重，易导致急喉风的危重病症，在临床上对于小儿急喉瘖需及早应用抗生素和糖皮质激素，以防止发生喉梗阻。

中医药治疗喉瘖有其独特优势，急性期和慢性期都主张内外并治，以达最佳疗效，在疾病的早、中、后期都可发挥中医的外治方法和针灸的特色。

西医学的急性喉炎、慢性喉炎、创伤性喉炎、声带黏膜下出血、声带小结、声带息肉、喉关节炎、声带麻痹等疾病可参考中医的喉瘖病进行辨证施治。

## 【病因病机】

喉瘖有虚实之分，实证者由风寒、风热、痰热犯肺，肺气不宣，邪滞喉窍，声门开合不利而致，即“金实不鸣”。虚证者多因脏腑虚损，喉窍失养，声户开合不利而致，即“金破不鸣”。

《黄帝内经》始用“瘖”作病名，包括喉瘖和舌瘖。如《素问·宣明五气》云：“五邪所乱，邪入于阳则狂，邪入于阴则痹，搏阳则为癫疾，搏阴则为瘖。”

《诸病源候论》说：“候其人发语声嘶……此人食结在腹。”古代医家认为饮食失宜也可以导致失音。饮食不节，损伤脾胃，运化失司，食停于腹，清气不升，鼓动声门无力，发为喉瘖。

## 【诊断鉴别】

**1. 诊断要点**：①病史：多有感冒或过度用嗓史，或声音嘶哑反复发作史。②症状：以声音嘶哑为主要症状，轻者仅声音发毛、变粗或声音不扬；程度较重者，可有明显的声嘶，甚至完全失音，可伴有咽喉不适。③检查：喉黏膜及声带鲜红肿胀；或声带淡红、肥厚，边缘有小结或息肉，声门闭合不全；或喉黏膜及声带干燥、变薄；或声带活动受限、固定；或声带松弛无力。

**2. 鉴别诊断**：本病应与情志瘖相鉴别。

**喉瘖与情志瘖鉴别表**

| 病名 | 喉瘖 | 情志瘖 |
|---|---|---|
| 病史 | 多有受凉感冒或过度用嗓史，或声音嘶哑反复发作史 | 多有情志受伤史，多在情志波动时发作 |

续表

| 病名 | 喉痦 | 情志痦 |
|---|---|---|
| 症状 | 以声音嘶哑为主要症状，轻者仅声音、发毛变粗或声音不扬；程度较重者，可有明显的声嘶，甚至完全失音，可伴有咽喉不适 | 突发声音嘶哑，声嘶重，多呈失声耳语状，但患者咳嗽、哭笑声音正常 |
| 体征 | 喉黏膜及声带鲜红肿胀；或声带淡红、肥厚，边缘有小结或息肉，声门闭合不全；或喉黏膜及声带干燥、变薄；或声带活动受限、固定；或声带松弛无力 | 喉部检查除声门闭合有特殊失控表现外均无异常发现 |

【预防调养要点】

（1）未病时避免过度用嗓，如喊叫、多言、高歌等。职业用嗓者应掌握良好的发声方法。

（2）未病时加强体育锻炼，增强体质，积极防治感冒及鼻腔、鼻窦、鼻咽、口腔疾病。

（3）未病时保持室内空气新鲜，温度应在 18℃～20℃，湿度应保持在 60%～70%。

（4）平素避免吸入刺激物质如粉尘、化学烟雾、油烟等。

（5）平素保持口腔卫生，养成晨起、饭后和睡前刷牙漱口的习惯。

（6）发病期间注意声带休息，避免用声过度，尽量减少活动以降低氧的消耗。

(7)发病期间宜调畅情志，保持心情舒畅。情志不遂易发生癔症性声嘶，表现为生气时突然说不出话。

(8)注重科学发声，保养声带。要运用软起声，避免硬起声。软起声是指声带闭合时，恰好呼气气流到达声门。硬起声是声门先快速紧闭，然后用较大的呼气力最冲开声门。心平气和时的起声为软起声，对声带没有伤害，情绪激动、发怒、咳嗽时常用硬起声，硬起声容易伤害声带。

**【注意事项】**

(1)及时治疗急喉痦，避免其反复发作，迁延不愈。

(2)防外感，避免感冒引起共鸣腔的炎症反应、水肿等，发生声音改变。

(3)有些声音改变者，不排除舌系带的问题，舌系带短的人，易发声不清。

**【临床常用中医预防调养法】**

**1. 梅氏练嗓法**[1]：每日清晨到树木茂盛、空气新鲜的地方去喊嗓，用“噫、啊”两个字练习闭口音及张口音，由低到高练习20遍，然后提嗓念一段道白，觉得哪些音不够圆满，就多加练习；吊嗓：如当晚有戏，下午必定吊几段，目的是试试嗓音。作为一种练习，但不要过于吃力。在休息的日子也要坚持吊嗓，并可多吊几段；遛弯时要沉着，缓步徐行。

**按**：著名京剧表演艺术家梅兰芳先生在个人的嗓音卫生与保

[1] 梅绍武.我的父亲梅兰芳[M].北京：文化艺术出版社，2011：36.

健上有两套良好的方法，他曾精练地概括成以下几点：“精神畅快、心气平和、饮食有节、寒暖当心、起居以时、劳逸均匀、练嗓保嗓、学贵有恒、由低升高、量力而行、五音饱满、唱出剧情。”梅氏还指出唱热了的嗓子不能马上吃生冷的食物，以免变哑；适当节制过于油腻及有刺激的食物；以不用烟酒为好；含有维生素C的果品，如橘子等对嗓子有好处；登台前不宜吃得太饱；住的房间不宜太暖，如火炉温度太高，也会把嗓子烤干；寒冷季节由外面走进温暖的室内，衣服不要脱得太快，离开时要戴上口罩，裹着围巾以保护喉和肺部。他认为一个演员如果没有充分的睡眠，到台上就不能唱到酣畅淋漓、神气充足的程度；可是睡得太多，或睡到离登台时间太近，会造成嗓子发闷的现象。另外，演员的修养对保护嗓子也有关系，遇到不如意的事情或大发脾气，嗓子就会上火，气都浮在上面，虽有本领也唱不了。因此，必须养成全神贯注、心无二用的习惯。嗓子有病要及时治疗、休息，等病好后再演出。

**2. 练习“吧”音**：全身放松，头低位，深呼吸，发“吧”音，同时缓慢抬头、嘴角上提，直至平视前方呈“微笑貌”，早、晚各15次。

**按**：有规律地发“吧”音可训练双侧声带及喉部肌肉组织，还可协调气息与呼吸，建立正确地用声状态，畅通声道，调节声嘶状态。

**3. 胸腹联合呼吸**：胸腹联合呼吸的要点，是在吸气末尾时轻收小腹，使胸腔扩大并固定，然后小声持续呼气发声。

**按**：丹田气外发声就是指这种发声方法，此法可以使呼吸一次的发音时明显延长、也容易控制音量。职业用嗓及歌唱者，应注意发声时的呼吸方法练习。平时，男性常用腹式呼吸，女性常用胸式呼吸，如果能训练运用“胸腹联合呼吸”则对发声护嗓有益。

**4. 按摩法：**

（1）治疗失音的按摩法：取穴以人迎、水突、局部敏感的压痛点及咽喉部的三条侧线为重点（第一条侧线：喉结旁开 1 分处直下；第二条侧线：喉结旁开 1.5 寸处直下；第三条侧线：第一条侧线与第二条侧线中间直下）。操作时，患者取坐位或仰卧位，术者在患者咽喉部三条侧线用一指推法或拿法，往返数次，也可配合揉法。然后在人迎穴、水突穴、局部敏感的压痛点采用揉法，手法要求轻快柔和，不可粗暴用力。

**按：**本法按摩可使局部皮肤潮红，皮温增高，毛细血管扩张，血液淋巴循环增加，具有调节血液和淋巴循环的作用。咽、喉、口腔等发声器官，为经络循行交会之处，因此可借助于这些经脉与全身脏腑、气血、津液发生联系，以维持咽喉的正常生理功能，达到经络通，气机畅，声道无阻，声音响亮的目的。人迎、水突穴是体表与经络、脏腑相连通的点，是机体气血流注之处，两者皆属足阳明胃经，效能调气血，利咽喉。

（2）治疗喉痦咽喉痛的按摩法：手法为一指推、拿法及揉法。取风池、风府、天突、曲池、合谷、肩井等穴。操作时，患者取坐位者，用按揉法在风池、风府、天突、曲池、合谷、肩井等穴施治；取仰卧位者，先在喉结两旁及天突穴处用推拿或一指推、揉，上下往返数次。

**按：**曲池、肩井、合谷三穴，具有调节气血止痛之功效，又能恢复肺之功能，使声音得畅；天突、风府能调任、督二脉，风池穴可祛风清热利喉，以上诸穴合用可达到经络通，气机畅，声道无阻，声音响亮的目的。

【预后转归】

（1）声疲者注意治疗和保健，一般能较快恢复。声疲后继续不正确用嗓，则易转为喉痦。

（2）起病急骤者，经及时适当治疗，一般可恢复，小儿患者治疗不及时，可并发急喉风危及生命。反复发作者，则病程迁延，病程难愈。

# 喉 痹

喉痹是指因外邪侵袭，壅遏肺系，邪滞于咽，或脏腑虚损，咽喉失养，或虚火上灼所致的以咽部红肿疼痛，或干燥、异物感、咽痒不适等为主要临床表现的咽部疾病，或可伴有发热、头痛、咳嗽等症状。

喉痹是常见病多发病，其发病无年龄性别之区别，一年四季皆可发病。冬春为主发期，多与职业、气候、饮食习惯有密切关系。

喉痹在临床上可分新病喉痹，久病喉痹。前者喉痹起病急，症状明显；后者喉痹多由新病喉痹迁延而致，反复发作，病程长，临床表现多样，缠绵难愈。

西医学的急性咽炎、慢性咽炎及某些全身性疾病在咽部有表现的可参考本篇进行辨证施治。

## 【病因病机】

喉痹初期大多以风寒或风热之邪为主，且邪在肺卫。若邪热壅结传里，或胃经素有郁热证即以实热为主。平时湿重或嗜好高粱肥腻酒类者，则痰因火煽，更有风火痰三者相互鼓煽，风煽热炽，热助风威，火为生痰之本，痰火相搏，病情加重。喉痹日久，邪毒久滞，反复发作，致脏腑虚损，或耗伤肺肾阴液，咽喉失于濡养，虚火上灼咽喉或久病伤脾，水谷精微生化无源，咽喉失养，或邪毒久滞，虚火久蒸，炼液成痰，气机阻滞运行不畅，痰瘀结咽喉。

《素问·阴阳别论》:“一阴一阳结，谓之喉痹。”王冰注解：“一阴谓心主之脉，一阳谓三焦之脉，三焦、心主，脉并络喉，气热内结，故为喉痹。”

【诊断鉴别】

1. 诊断要点：①病史：多有外感病史，或咽痛反复发作史。②症状：起病急者，多表现为咽部疼痛为主，吞咽时咽痛加重；病久者，则可出现咽干、咽痒、咽部微痛及灼热感、异物感、哽咽不利等种种咽喉不适的症状。③检查：咽黏膜充血、肿胀，咽后壁或见脓点；或见咽黏膜肥厚增生，咽后壁颗粒状隆起，或见咽黏膜干燥。

2. 鉴别诊断：慢喉痹与梅核气相鉴别。

慢喉痹与梅核气相鉴别表

| 病名 | 慢喉痹 | 梅核气 |
| --- | --- | --- |
| 症状 | 咽内不适、异物感，常有咳咯动作 | 咽内异物阻塞感，不碍饮食，多见于中年妇女 |
| 体征 | 咽黏膜充血，滤泡增生 | 咽部无异常发现 |

【预防调养要点】

（1）未病时加强锻炼身体，增强体质，预防感冒。

（2）未病时起居有常，劳逸适度，节制房事。气候变化，注意保暖，以御外邪侵袭。

（3）平素应避免接触粉尘、油烟等有害气体。

（4）对于特殊职业者，如教师、播音员、营业员等，应掌握良好的发声方法。应心平气和地起声，避免硬起声，切忌发怒气急高喊。

（5）发病期间上呼吸道感染或妇女月经期，应注意声带保护，避免过度发声，以防咽喉不适，声音嘶哑。

（6）发病期间应积极治疗邻近器官如鼻部、口腔、牙齿等疾病，以防诱发本病。

（7）发病期间可用中药漱口水，每日漱口数次，保持口内清洁。

（8）发病期间患者宜在通风良好，温湿度适宜的室内休息。

（9）发病期间戒烟、戒酒，减轻对咽部的不良刺激。

（10）预防再发：本病多见于肺肾阴虚之证，平素应以滋养阴液、降火利咽为主要调养方法。

【注意事项】

（1）此病顽固，容易复发，对此病有足够的信心。

（2）急喉痹应及时治疗，若迁延不愈，易转为慢喉痹。

【临床常用中医预防调养法】

**1. 饮用温开水**：每日早、晚，清洁口腔后，空腹饮用 300ml 温开水，饮用时需缓慢咽下。

**按**：温开水可以起到滋润、清理咽喉的功能，而且有助于排毒泻火，对于慢性咽炎患者来说，坚持喝温开水，可以起到很好的防治效果。

**2. 清咽利喉合剂含漱法**：以热水 500mL 冲兑清咽利喉合剂（银花 15g，连翘 20g，穿心莲 15g，玄参 25g，生地 20g，知母 15g，赤芍 15g，荆芥 15g，薄荷 15g，甘草 10g），放置温凉适宜，包于口腔含漱，每次约 300mL，每日 3 次。

**按**：本法适用于实热型喉痹，清咽利喉合剂可清热利咽解毒，口腔含漱使药效直达病所，缓解局部红肿疼痛，以达治疗效果。

**3. 叩齿**：口唇微闭，心神合一，闭目，舌顶上腭，然后使上下牙齿有节奏的互相叩击，并搅舌拌津，分 3 次吞咽口中津液，气引丹田，早、中、晚各 36 次，共 108 次。

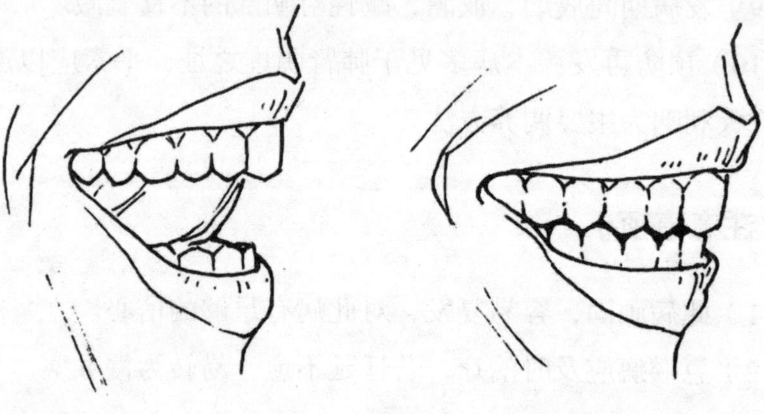

叩齿

**按**：本叩齿法可固护牙齿，所产生的唾液在一定程度上可起到润滑口腔黏膜、溶解食物和便于吞咽的作用，其中还含有淀粉酶和溶菌酶，能帮助消化且杀菌，从而达到利咽的目的。

**4. 揉按膻中穴**：取仰卧位，用一手拇指或中指螺纹面着力，定在膻中穴上（平第四肋间，两乳头连线中点），其余四指轻抚体表或握空拳，腕关节轻轻摆动，或小幅度环旋转动，使着力部分带动该处的皮下组织做反复不间断地、有节律地、轻柔缓和地回旋揉动，早、中、晚各 1 次，每次 36 次，或每天不定时以此法揉按膻中穴。

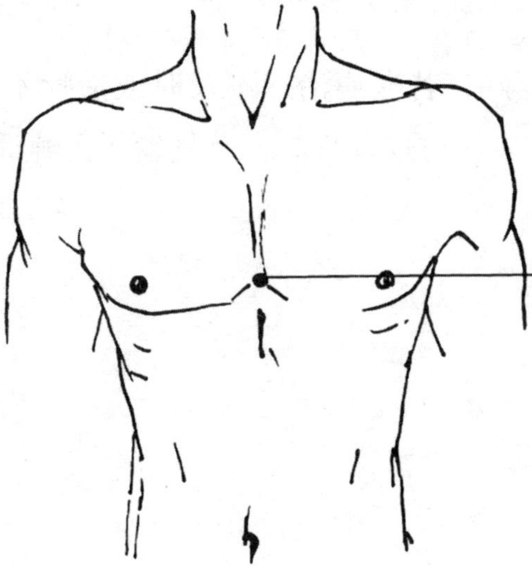


揉按膻中穴

**按**：膻中穴是心包募穴（心包经经气聚集之处），是八脉交会穴之气会（宗气聚会之处），又是任脉与足太阴、足少阴、手太阳、手少阳经的交会穴，能理气活血通络，宽胸理气，利咽舒喉。

**5. 叩齿咽津法**：每日晨起，或夜卧前盘腿静坐，全身放松，排除杂念，双目微闭，舌抵上腭数分钟，然后叩齿 36 下，搅海（舌在口中搅动）36 次，口中即生津液，再鼓腮含漱 9 次，用意念送至脐下丹田。

**按**:《本草纲目》记载:“人有病,则心肾不交,肾水不上,故津液干而真气耗也。”李时珍指出:“津液乃人之精气所化。”古代医学家认为“津”系“精”所化,精盈则肾水上升,化为津液,津液再予咽下,能润心,使心火免于过盛,水火相济,阴平阳秘,因此能调节阴阳。现代医学认为唾液在一定程度上可润滑口腔黏膜、溶解食物以便于吞咽,其中还含有淀粉酶和溶菌酶,能帮助消化且杀菌。

【预后转归】

本病预后一般良好,若喉痹治疗不及时或治疗不当,可致乳蛾、喉痈;治疗不彻底,可迁延日久,反复发作,缠绵难愈。

# 乳　　蛾

乳蛾多因脏腑虚损、复感外邪、邪热结聚喉核所致，以咽痛、咽干、咽痒或异物感不适为主症；以喉核红肿，表面或有黄白脓点为主要特征的咽部疾病，本病多双侧喉核同时发病，单侧发病较少。临床上乳蛾除了局部症状外，可伴有不同程度的全身症状，以发热、头痛、身痛，或高热、抽搐等为主，迁延反复者可出现低热、心悸、怔忡、水肿、痹症等。

本病无明显地域性，是临床常见病、多发病之一，以儿童及青年为多见。急性发病者，好发于春秋两季。

西医学的急、慢性扁桃体炎等疾病可参考本病进行辨证施治。

## 【病因病机】

乳蛾初起，多属风热表证，表证失治，则很快转变为或肺胃热盛证或痰热互结证；肺胃热盛，邪热耗损气津，或寒凉太过，损伤脾胃，可致正气不足，而出现肺脾肾脏腑虚弱，即肺肾阴虚或脾气虚弱。若余邪留恋，痰湿凝聚，或病久入络，瘀滞脉络，痰瘀互结，则易出现正虚邪恋之虚实夹杂证。病久脏腑虚弱，余邪久滞，易致复染邪毒，出现风热壅盛、脾胃湿热病机，引起乳蛾复发，同时正虚邪滞，痰热互结，热毒内攻，耗伤脏腑，则致并发全身症状。

《重楼玉钥续篇·乳蛾第四》对乳蛾这一病名的由来做了解释，并提出“烂头乳蛾”的概念：“其状或左或右，或红或白，形如乳头，故名乳蛾。一边肿曰单蛾；两边肿曰双蛾；或前后皆肿，白腐作烂，曰烂头乳蛾。”

## 【诊断鉴别】

**1. 诊断要点**：①病史：常有疲劳、外感病史或咽痛反复发作史。②症状：病情急骤者，咽痛剧烈、吞咽困难、痛连耳窍。可伴畏寒、高热、头痛、纳差、乏力、周身不适等全身症状。小儿可有高热、抽搐、呕吐、昏睡等症。迁延日久者，可出现咽干痒，哽咽不利，或咽痛、发热反复发作。③检查：起病急骤者，喉核红肿，连及喉关，喉核上可有黄白色脓点，重者喉核表面腐脓成片，但不超出喉核范围，且易拭去，颌下有臖核。病情迁延者，可见喉关暗红，喉核肥大或干瘪，表面凹凸不平，色暗红，上有白星点，挤压喉核，有白色腐物自喉核隐窝口溢出。

**2. 鉴别诊断**：乳蛾应与白喉相鉴别。

**乳蛾与白喉鉴别表**

| 病名 | 乳蛾 | 白喉 |
| --- | --- | --- |
| 病史 | 常有疲劳、外感病史或咽痛反复发作史 | 有白喉接触史 |

续表

| 病名 | 乳蛾 | 白喉 |
| --- | --- | --- |
| 症状 | 病情急骤者，咽痛剧烈、吞咽困难、痛连耳窍。可伴畏寒、高热、头痛、纳差、乏力、周身不适等全身症状。小儿可有高热、抽搐、呕吐、昏睡等症。迁延日久者，可出现咽干痒，哽咽不利，或咽痛、发热反复发作 | 咽部疼痛为常见症状，但疼痛一般轻微。重症患者见吞咽及呼吸困难，声音嘶哑，咳嗽如犬吠样；可伴有低热头痛，全身不适，倦怠疲劳，食欲不振，精神萎靡。重症患者可有高热等 |
| 体征 | 起病急骤者，喉核红肿，连及喉关，喉核上可有黄白色脓点，重者喉核表面腐脓成片，但不超出喉核范围，且易拭去，颌下有臖核。病情迁延者，可见喉关暗红，喉核肥大或干瘪，表面凹凸不平，色暗红，上有白星点，挤压喉核，有白色腐物自喉核隐窝口溢出 | 咽部白色假膜是本病的重要体征。喉核可见灰白色假膜，亦可遍及喉关和喉底；假膜与黏膜粘连紧密，不易剥离，强行剥离可出血；假膜甚至延伸至气管、支气管，如自行脱落，阻塞气道，可致窒息死亡；颈部及颌下有臖核，严重者颈部肿胀，形成所谓“牛颈” |

## 【预防调养要点】

扁桃体一般在儿童 3 ～ 10 岁时最大，10 岁以后逐渐萎缩，因此儿童时期的扁桃体炎是防治的重点。

（1）未发病时加强锻炼，特别是冬季，要多参与户外活动，使身体对寒冷的适应能力增强，减少扁桃体发炎的机会。

（2）平素室内空气流通，冷暖适中，但不可直接吹风，以预防感冒。

（3）发病期间保持口腔清洁，吃东西后要漱口，及时治疗临近组织疾病，常用含漱药含漱。

（4）发病期间保持大便通畅，大便秘结时可服用缓泻药。

（5）发病时应卧床休息，多饮水。淡盐水含漱每日多次，保持口腔清洁无味。

（6）患病中患儿体温过高时，应物理降温，用凉毛巾或冰袋敷头颈部，也可用酒或低浓度酒精擦拭头颈、腋下、四肢，帮助散热、防止病儿发生惊厥，必要时予以退烧药物。

（7）饮食避免过食辛辣刺激、肥腻食物。

（8）防病再发：本病多见于脾胃虚弱，喉核失养，后期应以补益脾胃为防治调养要点，同时兼以加强锻炼，增强体质。

## 【注意事项】

（1）乳蛾稍有不慎，则易反复发作，迁延日久，故乳蛾初起应积极治疗，彻底治疗。

（2）必要时烙治蛾体或实施扁桃体摘除术，以铲除邪气定舍巢穴。

## 【临床常用中医预防调养法】

**1. 盐水漱口**：取温开水一杯，加少许食盐，口感有咸味即可，反复漱口，每次5分钟左右，可于饭后及睡前。

**按**：淡盐水漱口可清热降火，消炎止痛；现代医学认为淡盐水漱口有助于减少隐窝内的细菌和残渣，减少扁桃体发炎的概率。

**2. 擒拿法**：患者坐于独凳上，术者站其背后，用两手从其腋窝下伸向胸前，并以食指、中指、无名指按住患者锁骨上缘，两肘压其胁肋部，胸紧贴其背部，开始擒拿。双手用力向左右两侧拉开（沿锁骨到肩胛骨）两肘臂和胸部将患者胁肋部及背部压紧，并同时用力，使患者咽部松动。

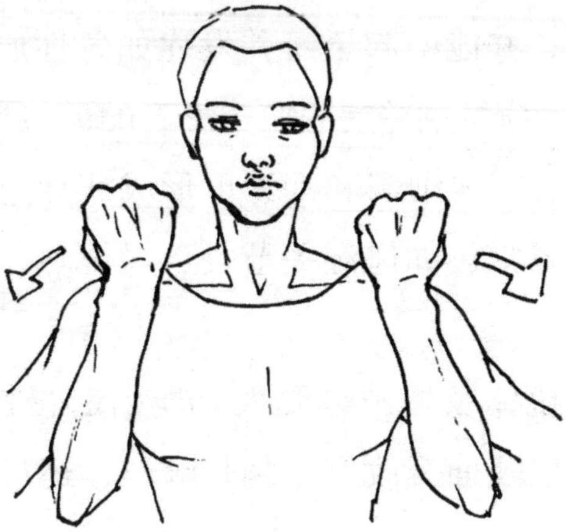

擒拿法

**按**：干祖望老先生认为[1]，“举而持之谓之擒”，拿就是拿穴。擒拿是综合了擒、拿穴和气功的一种独特治法，可调和气血，疏通经络；运用本法可立即缓解症状，以便于患者吞咽，使药物及食物等半流质可及时喂给患者缓缓咽下。

**3. 蒜泥贴敷法**：将一瓣蒜捣成泥，放入直径为 1.0cm 高度为 0.4cm 的凹槽中，于晚 8 点固定在合谷穴位处（大拇指与食指之间的凹陷处），第二天早 8 点取掉。

**按**：本法可用于各型乳蛾。选穴合谷属手阳明经穴，属阳主表，取清走衰，宣泄气中之热，升清降浊，疏风散表，宣通气血，可治疗咽喉痛、发热等病症。大蒜性味辛温走窜，功能祛风散寒，可行气止痛。

[1] 干祖望．中医喉科治法之一——擎拿［J］．辽宁中医杂志，1982（3）：8-9.

【预后转归】

（1）急性扁桃体炎炎症可向周围扩散，引起扁桃体周围蜂窝组织炎、扁桃体周围脓肿，也可引起急性中耳炎、急性颈淋巴结炎及咽旁脓肿等，并能引起全身并发症如急性血管球性肾炎、心肌炎、关节炎等，应特别警惕心肌炎患者的突然死亡。

（2）扁桃体隐窝内细菌和毒素可形成病灶感染，发生变态反应，产生各种并发症，如风湿关节炎、风湿热、心脏病、急性肾炎等。

（3）儿童扁桃体及增殖体肥大可能引起慢性上呼吸道阻塞，影响儿童发育，以及面容改变，胸骨畸形，还可导致肺心病，甚至左心衰竭。

# 喉 痈

喉痈是发生于咽喉间及其邻近部位的痈疮总称，以咽喉肿痛、吞咽困难，甚至窒息，危及生命为特征。根据其发生部位不同而有不同的名称：生于喉关的叫喉关痈，生于喉底的叫里喉痈，生于颌下的叫颌下痈，生于会厌的叫会厌痈。临床以喉关痈、会厌痈常见，多发于青壮年，里喉痈多见于小儿。

西医学的扁桃体周围脓肿、咽后壁脓肿、咽旁脓肿、急性会厌炎及会厌脓肿等疾病，可参考本病进行辨证施治。

## 【病因病机】

本病多为风热邪毒侵犯机体，引起脾胃积热，上循咽喉，遂致内外热毒搏结，蒸灼肌膜，肉腐成脓。

《诸病源候论·卷三十·喉痈候》认为，此病为“六腑不和，血气不调，风邪客于喉间，为寒所折，气壅而不散，故结而成痈”。

## 【诊断鉴别】

### 1. 诊断要点：

（1）喉关痈：①病史：多有外感乳蛾或咽部创伤染毒病史。

②症状：外感乳蛾后发热持续或加重，出现一侧咽痛加剧，吞咽时尤甚，痛连耳窍，吞咽困难，口涎外溢，言语含糊，似口中含物，饮水呛咳，甚则张口困难。③检查：急重病容，张口受限，表情痛苦，头偏向一侧，患侧舌腭弓上方红肿隆起，软腭红肿，悬雍垂水肿，偏向健侧；或患侧咽腭弓红肿，喉核被推向前下方。若患处红肿高突，触之有波动感，示已成脓，此时可穿刺排脓。

（2）会厌痈：①病史：有外感、异物、创伤或邻近器官急性炎症史。②症状：起病急骤，咽喉剧痛，吞咽困难，张口流涎，言语含糊，甚则呼吸困难。③检查：急重病容，可有呼吸困难表现，口咽部检查多无明显病变，间接喉镜检查见会厌充血肿胀，或肿如球状；如痈肿已成，则见有局部隆起，其上有黄白脓点。喉部X线侧位片示会厌肿大。

（3）里喉痈：①病史：有感冒或咽部异物及外伤后染毒史。②症状：发病较急，高热，畏寒，咳嗽，咽痛拒食，吞咽困难，吸奶时啼哭或呛逆，严重者可致呼吸困难，鼾声大，易惊醒。③检查：呈急性病容，咽后壁一侧隆起，黏膜红肿；脓肿较大者，可将患侧咽腭弓及软腭向前推移。患侧颌下臖核肿大，压痛明显。颈侧位X线片可见咽后壁隆起之软组织阴影，有时可见液平面。

（4）颌下痈：①病史：可有乳蛾、喉关痈、里喉痈或咽旁组织损伤史。②症状：咽部及颈侧剧烈疼痛，吞咽困难，言语不清，张口受限，可伴高热、畏寒、食欲不振、头痛、乏力等全身症状。③检查：急重病容，颈部僵直，患侧颈部、颌下肿胀，明显压痛，成脓后可有波动感，穿刺可抽出脓液。患侧喉核及咽侧壁向咽中线突起，但喉核不红肿。颈部B超或CT扫描可显示脓肿大小。

**2. 鉴别诊断：**本病可与急乳蛾相鉴别。急乳蛾症状较轻，病变范围不超出扁桃体，可见脓点，双侧发病，对呼吸、吞咽无明显影响。

【预防调养要点】

（1）未发病时，从外因方面考虑“虚邪贼风，避之有时”，故居处宜通风光亮，衣着要冷暖适中，谨防冒寒感暑，注意口腔卫生，及时治疗临近组织疾病。

（2）未发病时，从内因方面考虑“阴平阳秘”，保护和扶助正气，故要积极锻炼身体，增强体质，提高机体抵抗力。

（3）患病期间应预防痈脓溃破，以免脓液溢出，堵塞气道，引发窒息。

【注意事项】

（1）屡次发作的“喉关痈”，可行扁桃体摘除术。

（2）《灵枢·痈疽》云：“痈发于嗌中，名曰猛疽。猛疽不治，化为脓，脓不泻，塞咽，半日死。”明确指出喉痈可堵塞咽部窒息而亡，应及时治疗。

【临床常用中医预防调养法】

**1. 青黛散外敷颈部：** 分别取青黛 18g，牛黄 9g，龙胆 9g，枯矾 2g，黄柏 9g，煅石膏 20g，冰片 20g，生甘草 10g，薄荷脑 10g。制成散剂，以凉茶水调成糊状，涂于纱布上，敷于颈部，每日 2 次。

**按：** 上药中青黛性味咸寒，有清热解毒，凉血消斑，泻火定惊等功效；牛黄清心，化痰，利胆，镇惊；龙胆泻肝胆实火，除下焦湿热；枯矾消痰，燥湿，止泻，止血，解毒，杀虫；黄柏味苦，性寒，可清热燥湿，泻火除蒸，解毒疗疮；煅石膏可敛疮生肌，收湿，止血；冰片味辛、苦，微寒，清香宣散，具有开窍醒神，清热散毒，明目退翳的功效；薄荷脑清凉止痒。以上诸药取其清热解毒、凉血消痈之效，直接作用于局部可促进局部痈肿消散，以利于喉痈恢复。本法适用于颌下痈未破溃时。

**2.清咽利喉合剂含漱法：**以热水 500mL 冲兑清咽利喉合剂（银花 15g，连翘 20g，穿心莲 15g，玄参 25g，生地 20g，知母 15g，赤芍 15g，荆芥 15g，薄荷 15g，甘草 10g），放置温凉适宜，于口腔含漱，每次约 300mL，每日 3 次。

**按：**本法适用于喉痈未破溃时，清咽利喉合剂可清热利咽解毒，口腔含漱可使药效直达病所，可以缓解局部病灶红肿疼痛，以达治疗效果。

## 【预后转归】

预后良好。极少数患者因体质虚弱，或未及时有效治疗等因素，可伴发急喉风，或侵蚀破坏脉络导致大出血等。

# 附：图解

## 一、营治城郭法

【操作】以两手按耳轮，一上一下按摩，每次 15 分钟左右。

【功效】本法有活血疏络、聪耳通窍的功效，适用于耳鸣、耳聋疾病。

【适应症】耵耳、耳鸣耳聋。

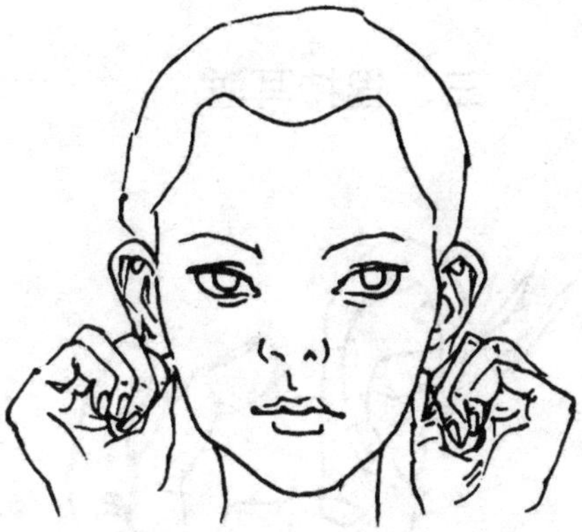

营治城郭法

## 二、鼓膜按摩法

【操作】用中指尖插入外耳道口，轻轻按压，一按一放，待外耳道的空气排除后即突然拔出。如此反复多次。

【功效】本法有通窍、聪耳的功效，可用于绝大部分影响听力的耳病。

【适应症】耵耳、耳胀、耳闭、耳鸣耳聋。

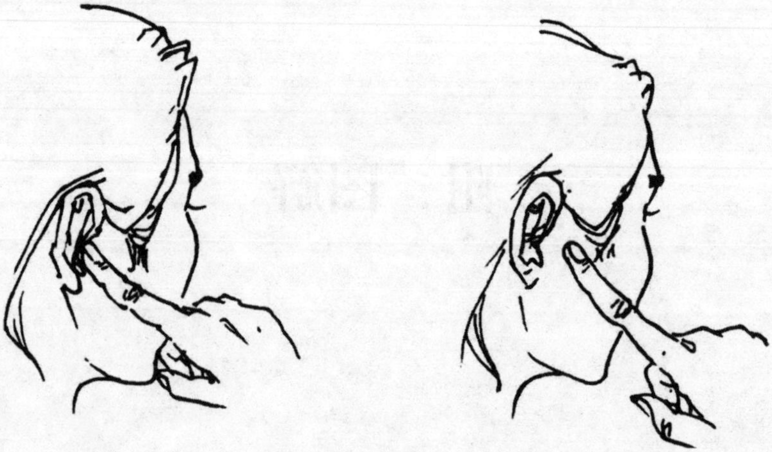

鼓膜按摩法

## 三、捏持耳垂

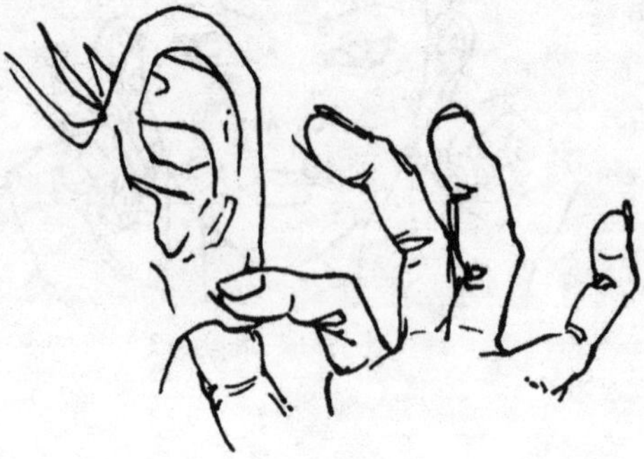

捏持耳垂

【操作】用食指、拇指捏持提拉耳垂。反复搓揉并向下牵拉，带动整个耳郭向下延伸，力量适中，早、中、晚各36次。

【功效】本法有祛风、通窍、益肾的功效。适用于耳部保健养生以及疾病恢复。

【适应症】耵耳、耳鸣耳聋。

## 四、脾虚受湿功

【操作】①立正，双腿自然放宽，气沉丹田。②双手微曲，掌心朝上。③左手自身前成竖掌向上高举，继而翻掌上撑，指尖向右，同时右掌心向下按，指尖朝前。④左手俯掌在身前下落，同时引气血下行，全身随之放松，恢复自然站立。⑤右手自身前成竖掌向上高举，继而翻掌上撑，指尖向右，同时左掌心向下按，指尖朝前。⑥右手俯掌在身前下落，同时引气血下行，全身随之放松，恢复自然站立。

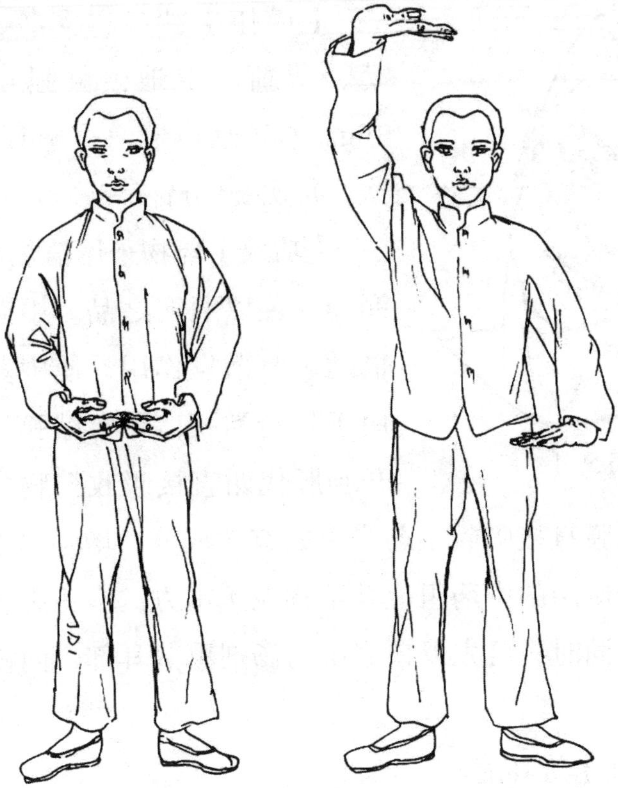

脾虚受湿功

【功效】此法可导引脾气上升，胃气下降。通过上述动作来调节手三阴三阳经，特别是对手太阳小肠经作用更大，而脾胃功能与小肠关系极为密切。动作路线又与足阳明胃经从头到脚向下循行的路线相吻合，因此本式动作具有疏通脾胃两经气血，调理脾胃功能的作用；另一方面，可通过上托之手意想导引丹田之清气上升与天相接，通过下按之手导引丹田之浊气下降与地气相连，达到清气升，浊阴降的效果。

【适应症】旋耳疮。

## 五、中药熏耳

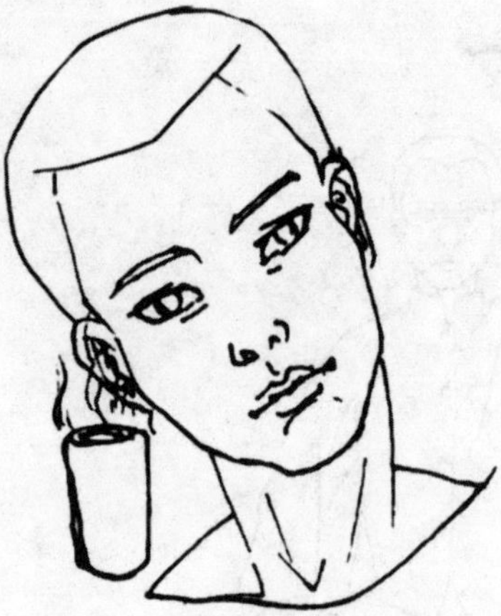

中药熏耳

【操作】沙参、麦冬、丹皮、赤芍、薄荷、生地、鱼腥草、石斛各10g。水煎后以蒸汽熏蒸耳部，每日3次，每次20分钟。

【功效】药物采用清热凉血，滋阴润燥，佐以通窍之品。中药熏蒸能够借助蒸汽散发作用，使中药广泛的作用于耳窍黏膜；耳窍黏膜具有能够避开肠肝代谢直接吸收药物的功能，能通过耳窍黏膜直接吸收中药当中的有效成分，增强局部疗效。另中药熏蒸所使用的中药组成并不拘泥于本方，本病患者在服用中药汤剂治疗同时，可先以口服中药汤剂熏蒸耳部，同样能达到增效的目的。

【适应症】旋耳疮。

## 六、点压法

【操作】搓热双手，双手食指或者中指，放于双耳门处，徐徐循按，直至寻得得气时局部感到酸、麻、胀、痛等感觉，再由轻到重用力，逐渐增加按压局部次数，以局部微微发热为度，每日3次，每次36下，再以同法按压翳风穴。

【功效】耳门穴、翳风穴为治疗耳病要穴，毛得宏教授认为该穴具有活血通窍之效，可促进血液循环，筋膜再生，两穴配合使用可达到祛瘀生新通窍之效，操作时施加压力要稳重和缓，不宜用迅猛暴力，以免造成局部皮肤破损。耳门是治疗耳病的要穴，治疗耳胀、耳闭首选；翳风具有祛风通窍之功，耳胀耳闭治疗意在以通为用，局部取穴是为近治作用的体现。

迎香穴、印堂穴为治疗鼻病要穴，毛得宏教授认为迎香穴具有活血通窍之效，印堂穴可促进血液循环，筋膜再生，两穴配合使用可达到祛瘀生新通窍之效，操作时施加压力要稳重和缓，不宜用迅猛暴力，以免造成局部皮肤破损。

【适应症】耳胀耳闭、旋耳疮、鼻槁。

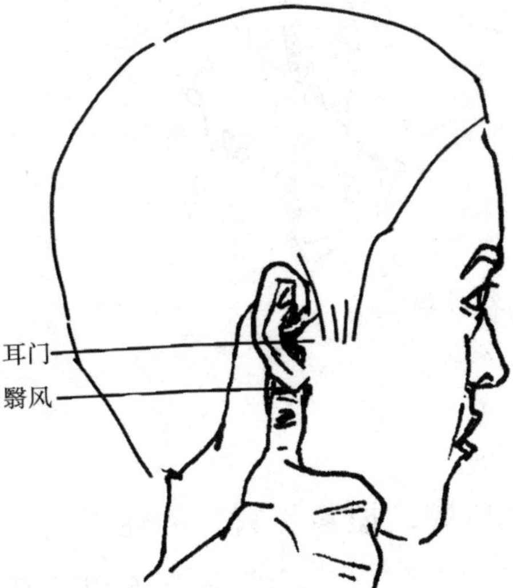


点压法

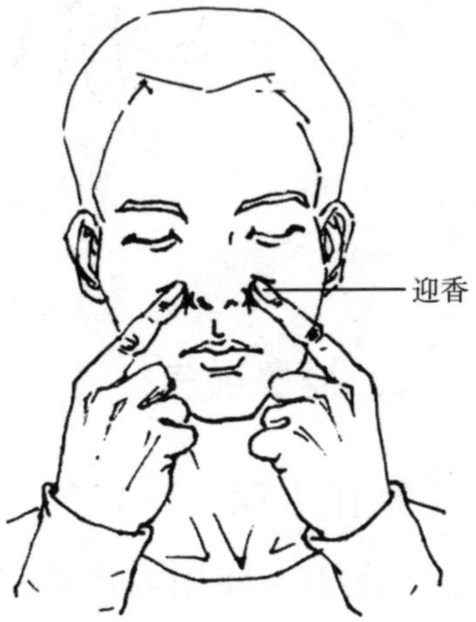


点压法

## 七、清洗外耳道

【操作】连蒲洗耳液清洗外耳道：不伴鼓膜大穿孔患者，给予连蒲洗耳液（组成：黄连∶土茯苓∶蒲公英=1∶2∶3）冲洗外耳道。

【功效】连蒲洗耳液有化脓解毒、排脓通窍的功效，能达到利湿排脓的效果，可用于湿热内蕴伴有脓液流出的耳病。

【适应症】脓耳。

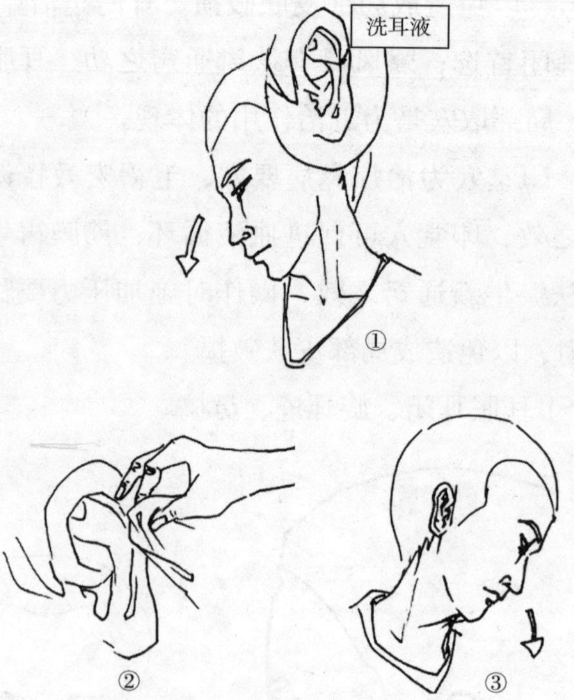


清洗外耳道

## 八、捏鼻鼓气

【操作】深吸一口气，闭住口腔，捏紧鼻翼，屏住呼吸，然后像擤鼻涕一样用力向鼻腔里“擤”气，你会觉得咽部以及耳朵发胀。如果耳咽管堵塞不是很严重的话，就会强力使耳咽管开放，此时你会觉得耳朵忽然开朗，早、中、晚各 6 次。

【功效】本法有通窍、保护听力的功效，适用于耳胀耳闭、耳鸣耳聋等病。

【适应症】耳胀耳闭、耳鸣耳聋。

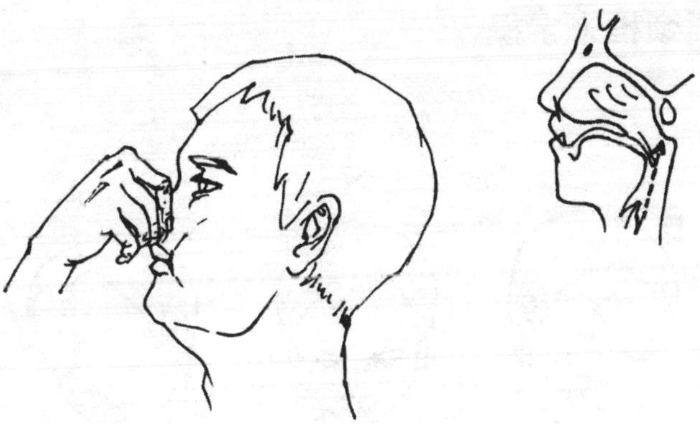

捏鼻鼓气

## 九、鸣天鼓法

【操作】两手掌心紧按双侧外耳道口，两手的食指、中指和无名指分别轻轻敲击枕部，共 60 下。然后掌心掩按外耳道口，手指紧按枕部不动而后突然抬离，耳中即可闻及炮样声响，如此反复操作 9 次，以上算作 1 回，每次可作 3 回，每日可作 3 次。

【功效】此法适用于耳鸣、耳聋。

【适应症】盯耳、耳鸣耳聋。

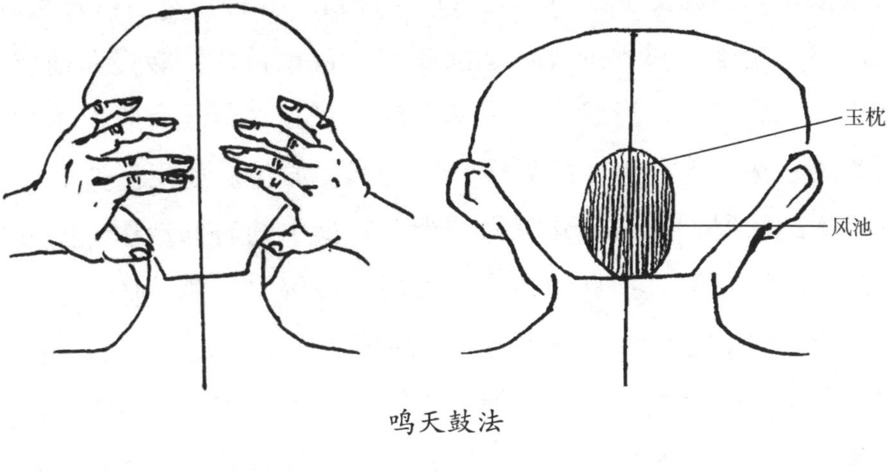


鸣天鼓法

## 十、摇颈椎米字操

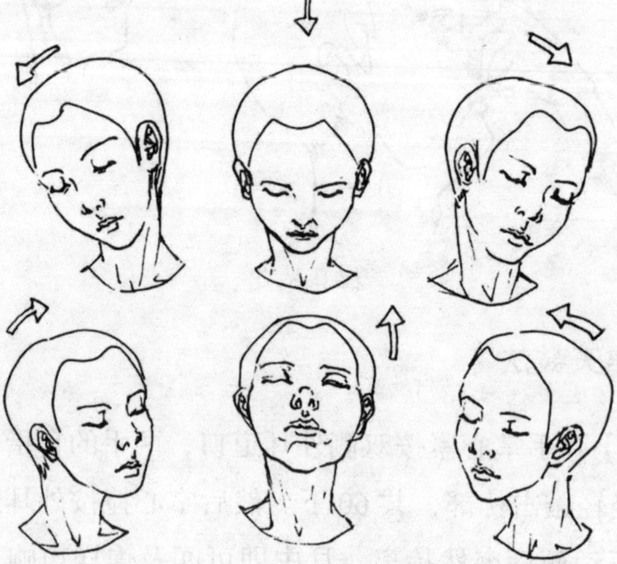

摇颈椎米字操

【操作】①预备式：可以盘坐在垫子上，或者坐在椅子上，腰背挺直，尽量让颈部伸展，下颌略收，双臂放松下垂，肩膀向后微微张开。感觉整个身体充分拉伸，保持5秒钟，然后慢慢放松。注意不要闭眼，目视前方。②前屈式：自预备式，缓慢向前屈颈低头，双肩打开，肩膀有向后牵引的趋势，直至颈肩肌肉感到绷紧为止，保持5秒钟，然后缓慢放松回复原位。如果已经出现颈部不适的状况，那么不建议做“米”字操中的后仰动作，以免加重症状。③左侧式：自预备式，头部缓慢偏向左侧，感觉让左耳向左肩贴近，使右侧颈肩肌肉感到绷紧为止，同时右臂尽力向下伸，脊柱保持挺直，之后缓慢放松回复到预备式。④右侧式：自预备式，头部慢慢偏向右侧，让右耳与右肩靠近。与左侧式方向相反，动作一致。⑤左转式：自预备式，头部向左侧扭转，目光尽量看向身体后方，但是身体不能转动，保持5秒钟，最后回复原位。⑥右转式：自预备式，头部向右侧扭转，与左转式方向相反，动作一致，每日36次，早、中、晚各12次。

【功效】通过上述动作能够达到放松颈部肌肉、缓解颈椎压力的目的。

【适应症】耳鸣耳聋、耳眩晕。

## 十一、耳针

【操作】取内耳、肾、神门等穴，中等刺激。

【功效】肾开窍于耳，耳病可通过养肾达到聪耳的目的，使用听力多易耗精、耗神，故可选用耳、肾耳穴补肾养耳，神门安神定志。

【适应症】耳鸣耳聋、耳眩晕、耳胀耳闭。

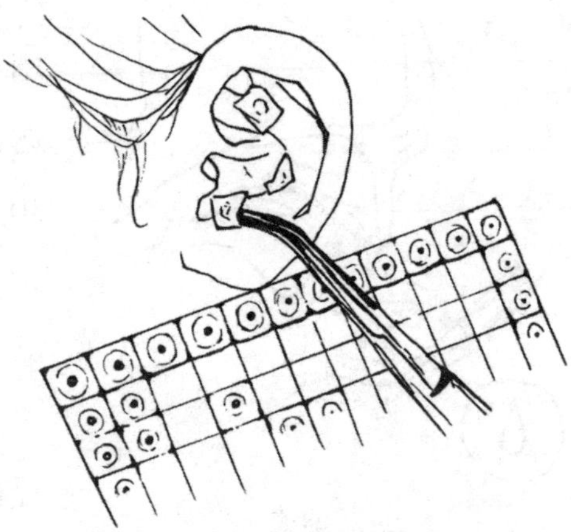

耳针

## 十二、摩面

【操作】双手对掌摩擦直至搓热后，双手掌于面部正中，以鼻背为起始向外上至双耳耳后，每次36下，每日2～3次。

【功效】头面部为诸阳之会，火性炎上，火热引动蕴热易发为火热之

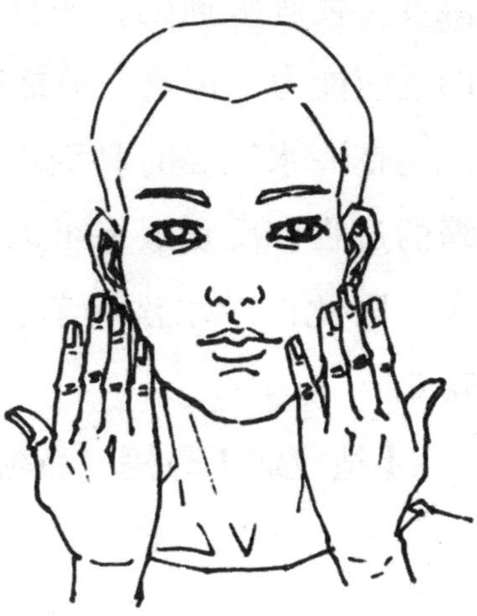

摩面

病，以手摩面能够对头面部疏风散邪、疏通局部经络、行气活血，并能改善局部血液循环，在本病初期、恢复期可采用本法。摩面时注意避开疔疮处，以防加重病情，若疔疮已成则不能用本法。

【适应症】鼻疔。

## 十三、冷水洗鼻

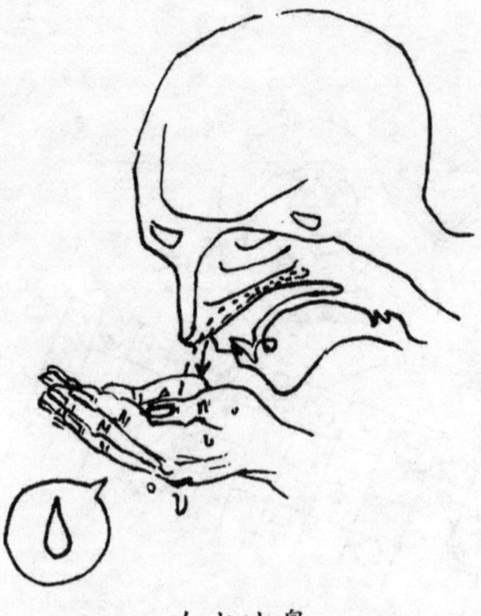

冷水洗鼻

【操作】冷水洗鼻要求每天早晨起床刷牙后先冷水洗脸，适应后用毛巾将冷水兜起到鼻部轻缓吸入，达到鼻咽部后快速擤出，如此反复30次。初试者可循序渐进，开始每天3～5次。脓痂、脓涕较多时可每日冲洗，每日3次。

【功效】一是可以洗去鼻腔内所存污垢，清除过多鼻腔内分泌物，降低病菌数目，提供适宜的温度和湿度，使呼吸通畅，而且能增强鼻窍及上呼吸道对外界寒冷空气的适应能力，构筑一道抵御冷空气侵袭的屏障，有利于预防疾病；二是在冷水洗鼻时鼻腔内的黏膜和肌肉都经历了收缩－扩张－收缩的过程，反复锻炼可以有效增强鼻腔的舒缩功能，而鼻又通七窍，因此，冷水洗鼻有明目、聪耳、醒脑、增强机体免疫力的功效。

【适应症】鼻槁、鼻鼽。

## 十四、中药熏鼻

【操作】水煎诸药后以蒸汽熏蒸鼻部，每日3次，每次20分钟。

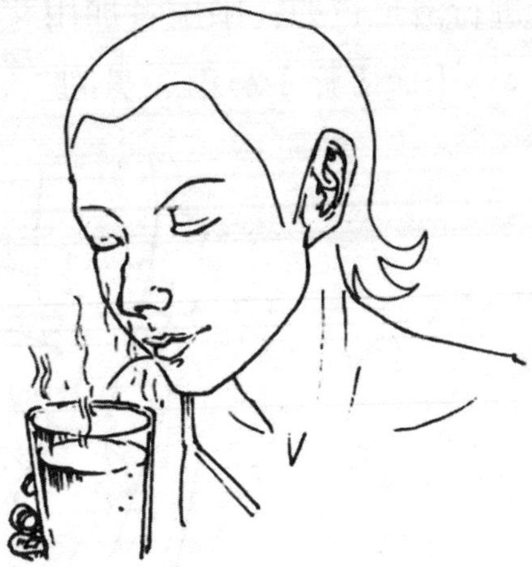

中药熏鼻

【功效】中药熏蒸能够借助蒸汽散发及呼吸作用，使中药广泛的作用于鼻腔黏膜；鼻腔黏膜给药能够避开肠肝代谢，直接吸收药物，因此能通过鼻黏膜直接吸收中药当中的成分，增强局部疗效。另中药熏蒸所使用的中药组成并不拘泥于本方，本病患者在服用中药汤剂治疗同时，可先以口服中药汤剂熏蒸鼻部，同样能达到增效的目的。鼻槁是耳鼻喉科疾病中的慢性疾病，属本虚标实，病情固结，故使用本法进行调养重在坚持。

【适应症】鼻槁、鼻渊、鼻息肉。

## 十五、浴足法

【操作】将热水倒入足浴盆中，没过脚踝，睡前进行，每日1次，每次30分钟。患者自觉全身微微出汗为度，注意温度一般控制在38℃～45℃为宜，避免烫伤皮肤，以防水温太热，汗出过多，耗伤津液。饭前、饭后30分钟不宜进行浴足，足浴时可使血管扩张、下肢血容量增加，造成胃肠及血供减少，引起消化不良。浴足时以全身微微汗出为度。

【功效】虚火上炎的患者，因虚阳上浮熏蒸鼻窍经络则血溢脉外，而致鼻衄，每日以温水浴足能达到引火下行，潜阳之效，虚火下行则鼻衄自止。另可根据患者个体体质辨识加用合适的药物进行浴足，如：阳虚者加用艾叶、附子。

【适应症】鼻鼽、鼻衄。

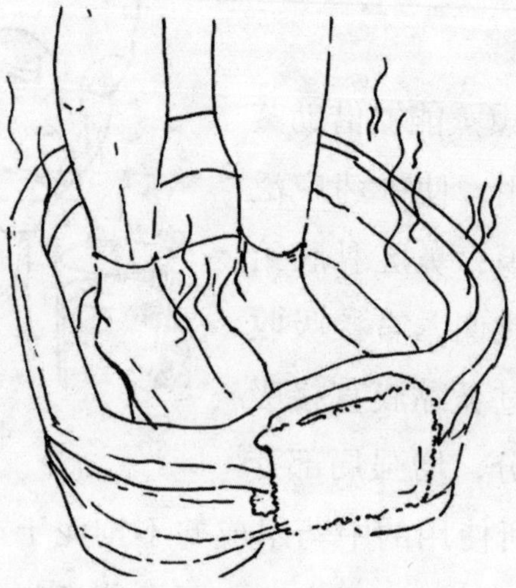

浴足法

## 十六、鼻保健操

【操作】①按摩印堂穴：用拇指或食指或中指的指腹点按印堂穴（两眉间），用力加压 3 秒，反复 36 次。②按摩鼻通穴：用两手的中指或食指点按鼻通穴（鼻根两侧，眼内眦下 0.5 寸处）力度适中，反复 36 次。③按摩迎香穴：用两手的中指或食指点按迎香穴（鼻翼旁的鼻唇沟凹陷处）力度适中，反复 36 次。④鼻外按摩：用两手的中指和食指夹住鼻根两侧，同时用力向下拉，由上至下连拉 12 次。

【功效】通过按摩鼻部穴位，疏通面部经络，促进气血畅通，以达到宣泄浊邪、通利鼻窍的作用。通过刺激鼻腔内交感神经和副交感神经，增强鼻黏膜血管收缩扩张弹性，促进鼻黏膜的自我修复；使其神经兴奋或镇静，振奋精神，或解除疲劳，从而达到安抚神经的目的，逐步减少或消除刺激性反应，也就是减少或消除因鼻部刺激产生的打喷嚏的现象。

【适应症】鼻鼽。

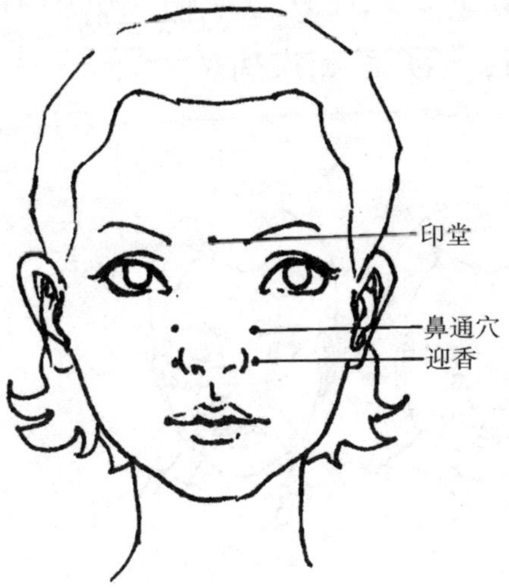


鼻保健操

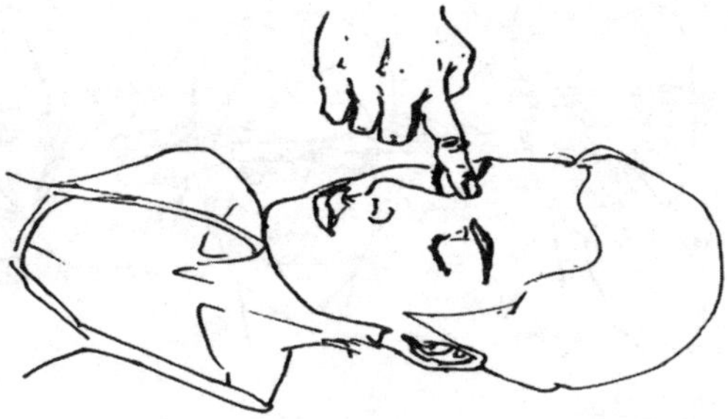

按摩印堂

## 十七、鼻部按摩

【操作】每次医者推拿完后予指导训练保健操，嘱其每日自行练习 3 次。

具体步骤：黄蜂入洞 1 分钟以开窍——手食中指揉按印堂穴两个 8 拍——双手食指揉按鼻通穴两个 8 拍——双手食指揉按迎香穴两个 8 拍——手拇食指捏鼻 8 次——双手中指擦鼻翼至发热——撞大椎穴至发热——按揉双合谷穴 1 分钟以收窍。

【功效】鼻推拿术中的脏腑按摩主要作用在任督二脉、俞募穴上。督脉为阳脉之海，统督一身之阳气，任脉为阴脉之海，统领一身之阴，任脉与督脉共同构成阴阳循环的体系。任督经脉相通，经气汇合流通畅利，对于五脏六腑、十二经脉都起着重要的影响。任督二脉的经气运行调和，升降有常，环周有序，是脾胃等脏腑气机正常运行的内在动力。背俞穴均位于背腰部足太阳膀胱经第一侧线上，大体依脏腑位置的高低自上而下排列，并分别冠以脏腑之名。募穴均位于胸腹部有关经脉上，其位置与其相应脏腑所处部位相近。背俞穴常与募穴相配伍，治疗脏腑疾病。

【适应症】鼻鼽。

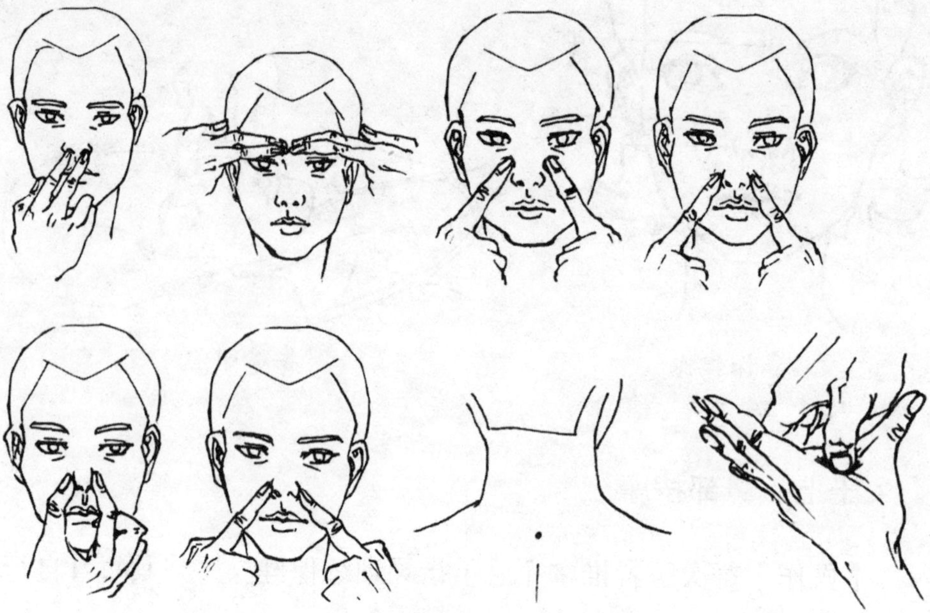

鼻部按摩

## 十八、鱼酱排毒合剂冲洗鼻腔

【操作】不伴息肉患者，给予鱼酱排毒合剂（组成：鱼腥草、败酱草、生石膏、黄芩、苍耳子、辛夷、川芎、白芷、皂角刺、甘草）鼻内盥洗，一周为 1 个疗程，一般治疗两个疗程。

【功效】鼻—鼻窦盥洗是利用一定的压力使鼻冲洗液流入鼻

腔、鼻窦，有稀释鼻腔内黏稠的分泌物并促进其排出，软化结痂及消除黏膜肿胀，从而有效舒缓鼻塞的作用。若冲洗后并保留药液在窦腔内，可发挥持续作用。

【适应症】鼻渊、鼻息肉。

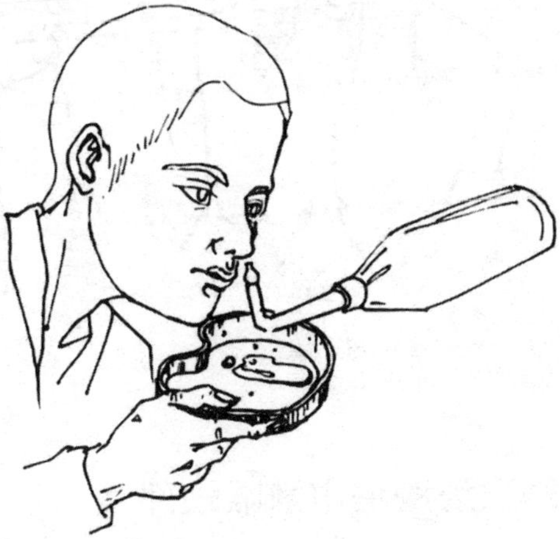

鱼酱排毒合剂冲洗鼻腔

## 十九、按摩疗法

【操作】用双手食指在鼻梁两侧或迎香穴按摩，或选取迎香、合谷等穴按摩。按摩常用的穴位有迎香、太阳、攒竹、风池等，先互相摩擦两手鱼际穴致热后，沿鼻根两侧至迎香穴，上下反复按摩致热，然后用两手大拇指沿攒竹穴至太阳穴，每次 5~10 分钟。患者也可自行按摩，每日 2~3 次。

【功效】按摩法多用于鼻塞持续、头痛头昏、嗅觉障碍、喷嚏、清涕等鼻病。通过鼻部按摩，疏通经络，畅通气血，直通鼻窍。《杂病源流犀烛・卷二十三》中记载有“常以手中指，与鼻梁两边揩二三十遍，令表里俱热，所谓灌溉中岳，以润于肺也”。

【适应症】鼻渊、鼻室、鼻息肉。

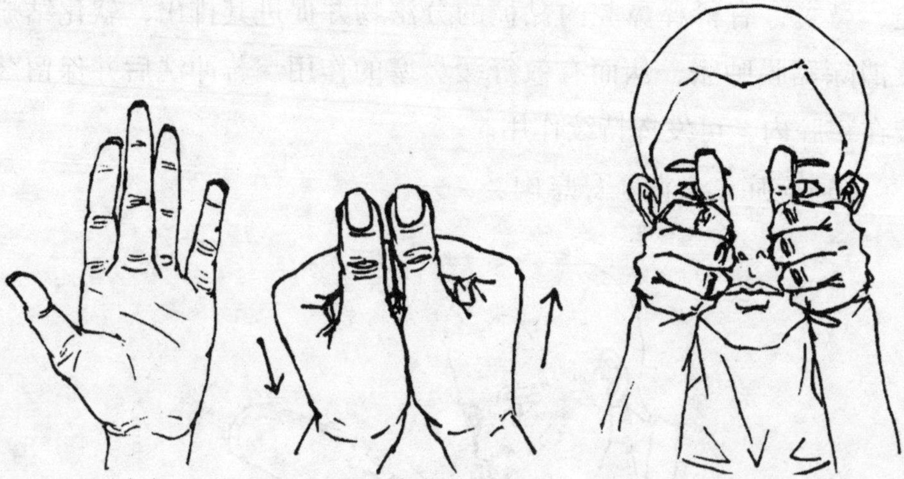
（1）　　（2）　　（3）

按摩疗法

## 二十、艾醋舒喉汤浸毛巾敷喉颈部

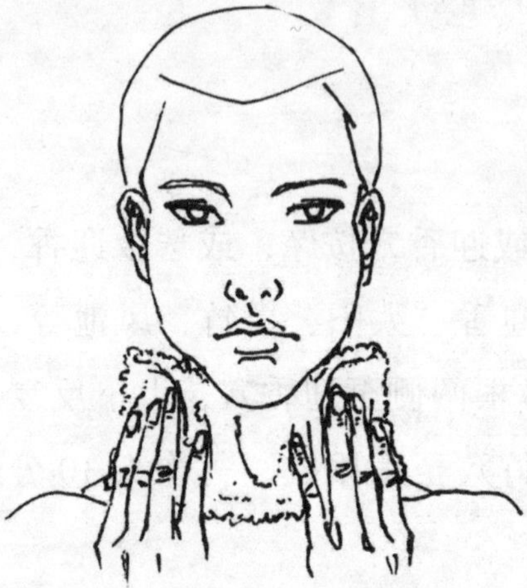
艾醋舒喉汤浸毛巾敷喉颈部

【操作】艾醋舒喉汤由艾叶30g、米醋200mL，加水适量，煮沸约10分钟，加白酒200mL配制而成。热敷时将毛巾放入刚煮好的汤中浸透，拧至半干，包裹颈项前部，热敷咽喉会厌对应部位特别是按压有异物阻塞感之处，热度减退重复上述治疗，每次10～20分钟，每日3次。

【功效】艾醋舒喉汤取艾叶温阳散寒、温经通络、行气活血、祛湿逐寒、消肿散结之功效，加白酒助其温散通经之功，加醋活血通络助其渗透之力。颈前皮肤直接热敷可以让阳气温煦咽喉部，持续的热敷有利于阳气逐渐向咽喉深部扩散。咽部异物感多由咽喉内部经络气血流动缓慢或者不畅所致，阳气温煦之处气血必然加速运行，所以用热毛巾持续温敷颈部时，随着咽喉经络气血的加速流动，咽部异物感会得到减轻，而持续多天的热敷更有助于强化经络疏通，从而彻底缓解症状。

【适应症】梅核气。

## 二十一、揉按膻中穴

【操作】取仰卧位，用拇指螺纹面着力，定在膻中穴上（平第四肋间，两乳头连线中点），其余四指轻扶体表或握空拳，腕关节轻轻摆动，或小幅度环旋转动，使着力部分带动该处的皮下组织作反复不间断地、有节律地、轻柔缓和地回旋揉动，早、中、晚各一次，每次 36 次，或每天不定时以此法揉按膻中。

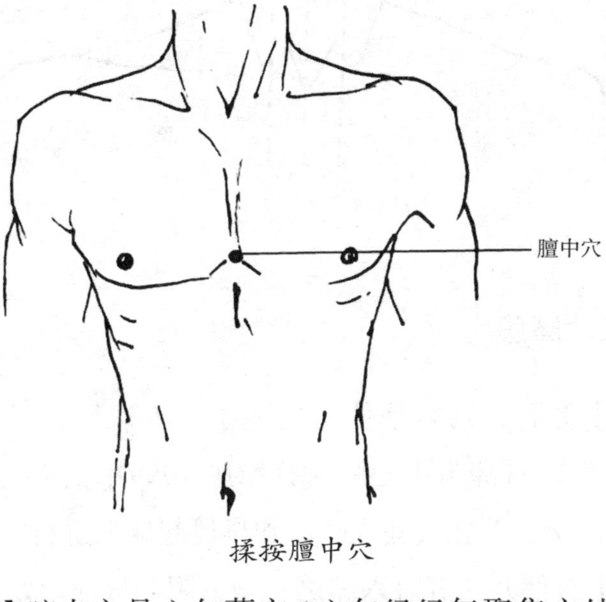


揉按膻中穴

【功效】膻中穴是心包募穴（心包经经气聚集之处），是气会穴（宗气聚会之处），又是任脉与足太阴、足少阴、手太阳、手少阳经的交会穴，揉按此部位能活血通络，宽胸理气，利咽舒喉。

【适应症】梅核气、喉痹。

## 二十二、导引法

【操作】分别取人迎、天突穴及咽喉意念三条线，运用点穴法和一指禅推法，配合呼吸气息的调节，往返点揉，每日 1 次，以局部微微发热为止，一个月为 1 疗程。

【功效】是以肢体运动、呼吸气息的自我调节方法，具有疏通经络、调和气血，达到自我保健、减轻鼾症的作用。

【适应症】鼾眠、小儿鼾眠。

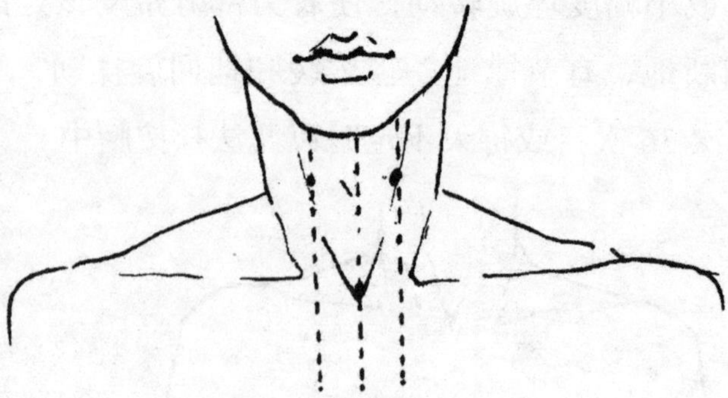

导引法

## 二十三、摩腹

【操作】仰卧，两腿平伸，或站立，两脚与肩同宽，全身放松。左手手掌以脐部为中心顺时针摩腹 108 次，同一部位再以逆时针摩腹 108 次，可在夜间入睡前和早晨起床前进行。

【功效】腹部乃“五脏六腑之宫城，阴阳气血之发源”，因此，经常按摩腹部可使内脏血运丰富，内分泌协调，元气充盛，增强体质。

【适应症】小儿鼾眠。

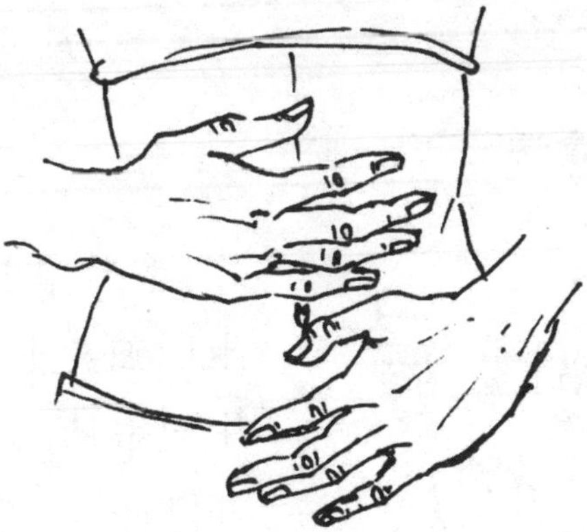

摩腹

二十四、叩齿

【操作】口唇微闭，心神合一，闭目，舌顶上腭，然后使上下牙齿有节奏的互相叩击，并搅舌拌津，分 3 次吞咽口中津液，气引丹田，早、中、晚各 36 次，共 108 次。

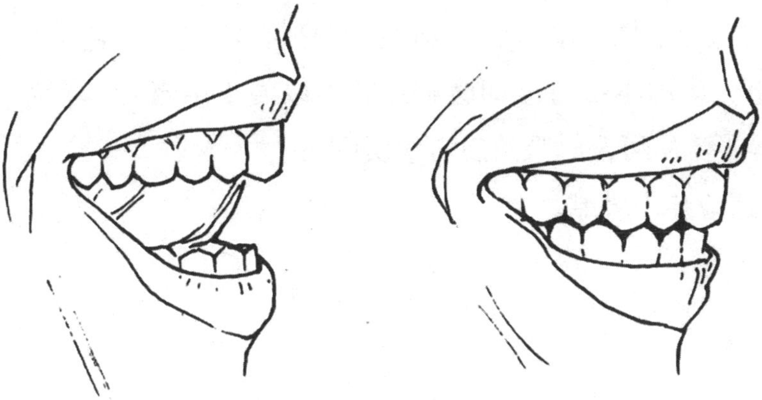

叩齿

【功效】口齿可固护牙齿，所产生的唾液可在一定程度上可润滑口腔黏膜、溶解食物和便于吞咽的作用，其中还含有淀粉酶和溶菌酶，能帮助消化且具有杀菌作用，从而达到利咽作用。

【适应症】喉痹。

## 二十五、擒拿法

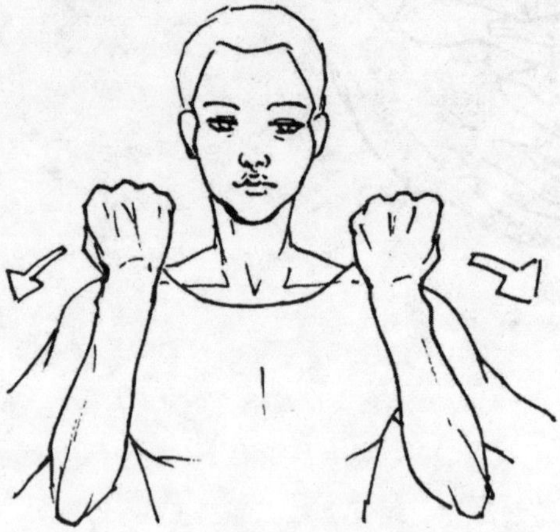

擒拿法

【操作】操作方法：患者坐于独凳上，术者站其背后，用两手从其腋窝下伸向胸前，并以食指、中指、无名指按住患者锁骨上缘，两肘压其胁肋部，胸紧贴其背部，开始擒拿。双手用力向左右两侧拉开（沿锁骨到肩胛骨）两肘臂和胸部将患者胁肋部及背部压紧，并同时用力，使患者咽部松动。

【功效】干祖望老先生认为，“举而持之谓之擒”，拿就是拿穴。擒拿是综合了擒、拿穴和气功的一种独特治法，可调和气血，疏通经络；运用本法可立即缓解症状，以便于患者吞咽，使药物及食物等半流质可及时喂给患者缓缓咽下。

【适应症】乳蛾。